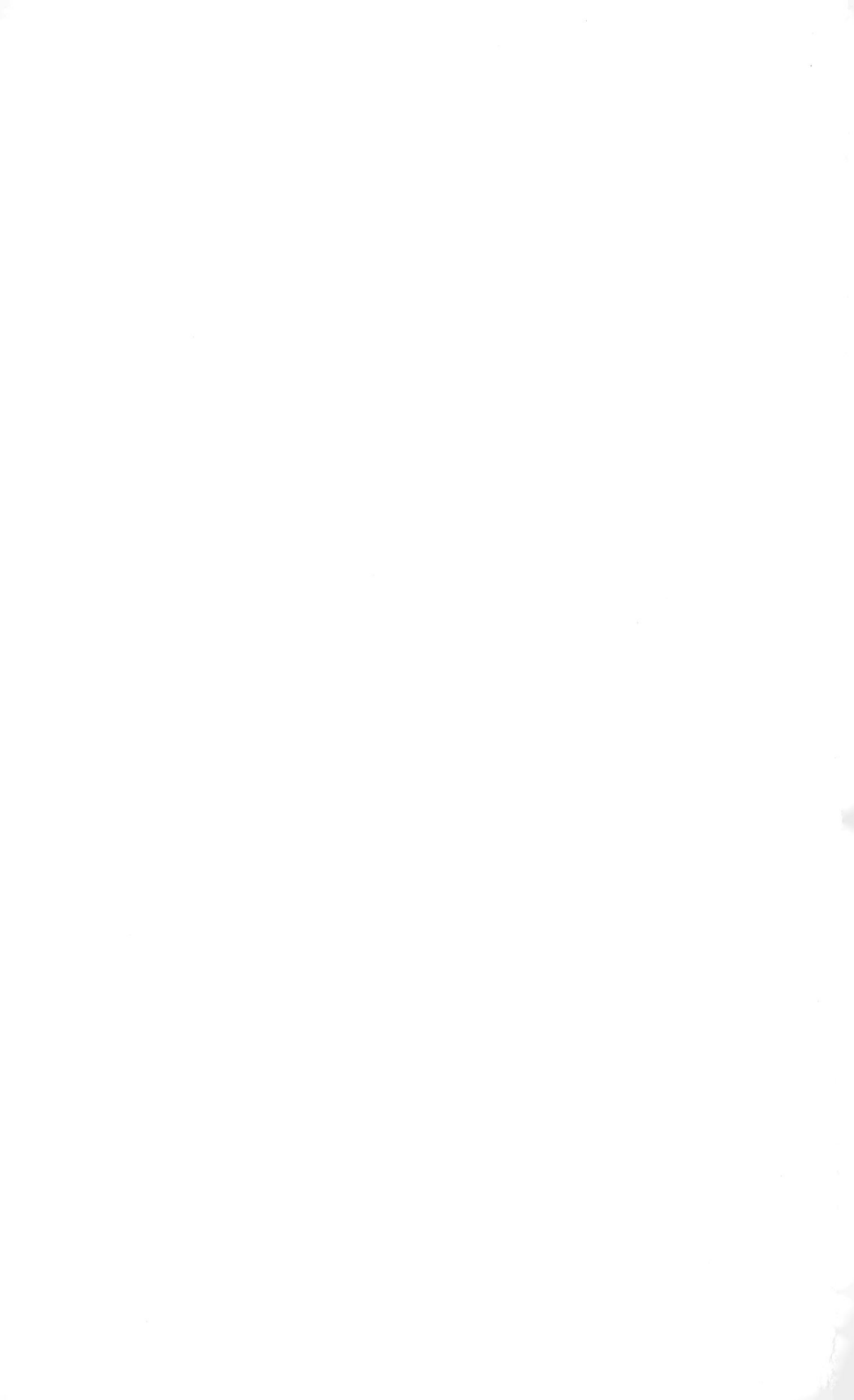

Liberte sua Mente para sua vida caminhar

Peter Liu

Liberte sua Mente para sua vida caminhar

Este livro é para quem sonha e não consegue realizar. Sente-se perdedor no jogo da vida e não aguenta mais esperar pela sorte. Aqui você aprenderá técnicas para libertar a sua mente e tornar-se o autor da sua própria biografia.

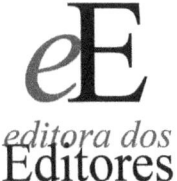
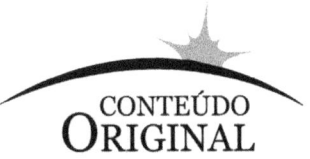

©TODOS OS DIREITOS RESERVADOS À EDITORA DOS EDITORES LTDA.

Todos os direitos reservados. Nenhuma parte deste livro poderá ser reproduzida, sejam quais forem os meios empregados, sem a permissão, por escrito, das editoras. Aos infratores aplicam-se as sanções previstas nos artigos 102, 104, 106 e 107 da Lei nº 9.610, de 19 de fevereiro de 1998.

ISBN: 978-65-86098-38-9

Editora dos Editores

Impresso no Brasil
Printed in Brazil
1ª impressão – 2021

Produção editorial/Capa: Equipe Editora dos Editores

Este livro foi criteriosamente selecionado e aprovado por um Editor científico da área em que se inclui. A Editora dos Editores assume o compromisso de delegar a decisão da publicação de seus livros a professores e formadores de opinião com notório saber em suas respectivas áreas de atuação profissional e acadêmica, sem a interferência de seus controladores e gestores, cujo objetivo é lhe entregar o melhor conteúdo para sua formação e atualização profissional.
Desejamos-lhe uma boa leitura!

Dados Internacionais de Catalogação na Publicação (CIP)
(Câmara Brasileira do Livro, SP, Brasil)

Liu, Peter
    Liberte sua mente para sua vida caminhar/Peter Liu. -- São Paulo : Editora dos Editores Eireli, 2021.

ISBN 978-65-86098-38-9

    1. Autoconhecimento 2. Controle da mente 3. Deus 4. Emoções - Controle 5. Espiritualidade 6. Exercícios físicos 7. Felicidade 8. Mente e corpo 9. Saúde - Promoção 10. Saúde mental I. Título.

21-62431   CDD-612.8

Índices para catálogo sistemático:
1. Mente : Saúde : Ciências médicas   612.8

Cibele Maria Dias - Bibliotecária - CRB-8/9427

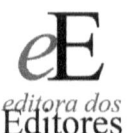

São Paulo: Rua Marquês de Itu, 408 - sala 104 – Centro.
(11) 2538-3117
Rio de Janeiro: Rua Visconde de Pirajá, 547 - sala 1121 – Ipanema.
www.editoradoseditores.com.br

Agradecimentos

Aos meus filhos, grandes amigos, incentivadores do meu trabalho e da realização deste sonho, Dr. Davi Liu e Dra. Anni Liu. A presença de vocês sempre me revigora as energias.

À querida Cledes Ariane, pelo carinho, apoio e entusiasmo em todos os momentos.

Aos pacientes e seguidores de YouTube. A oportunidade de servir vocês através do meu trabalho me tornou uma pessoa melhor.

Quem é Peter Liu?

Dr. Peter Yudong Liu é especialista Medicina Tradicional Chinesa, e acupuntura pela Universidade de Medicina Chinesa de Heilongjiang, em Harbin, na China; youtuber e palestrante. Também é doutor e pós-doutor em Física com títulos pelo Instituto de Tecnologia de Harbin (HIT), pela Universidade Federal de Pernambuco (UFPE) e pela Universidade de Campinas (Unicamp).

Atua em sua clínica de medicina oriental em Campinas desde 1995. Até 2015, atuou também em clínicas de São Paulo e São José do Rio Preto (SP). Nasceu em 22 de novembro de 1962 em Jian Chang, na China, filho de Liu Chang Sheng e Wang Shu Zhen, pais de outros cinco filhos.

Naturalizado brasileiro, Dr. Peter chegou a este país em 1990, aos 28 anos. Veio para realizar um pós-doutorado no programa de pesquisas sobre lasers de $CO2$ da UFPE. Ao concluir o pós-doutorado em Física pela Unicamp, em 1995, rendeu-se à medicina chinesa e, desde então, dedica sua vida a cuidar da saúde das pessoas.

Dr. Peter é pai de Davi Liu e Anni Liu, ambos médicos formados no Brasil. Trabalha com o propósito de fazer seus pacientes e espectadores se sentirem jovens, felizes e com a saúde perfeita sem o auxílio de remédios ou cirurgias plásticas. Ele desenvolveu técnicas capazes de devolver movimentos a pacientes paralisados. Acupunturista com longa experiência, criou a acupuntura neuroplástica, técnica que ajuda o paciente recuperar os movimentos ao reabilitar os nervos que foram cortados ou lesados durante cirurgias ou acidentes.

Desde 2017, Dr. Liu vem ajudando milhares de pessoas a terem hábitos mais saudáveis através de vídeos na plataforma do YouTube. Até o ano de 2019, o canal já contava com mais 1.200 vídeos sobre saúde, bem-estar e dicas de medicina tradicional chinesa.

Dr. Peter reequilibra a saúde de mulheres que desejam engravidar ou que estejam na menopausa; trata doenças autoimunes, doenças do sistema nervoso (neuropatias), das articulações, dores de coluna, diabetes, disfunções na tireoide, fobias, traumas, depressão e outras patologias. Ele encanta os pacientes por conseguir tratar o corpo, a mente e a alma, e devolver a eles a esperança de viver novamente com saúde.

Prefácio

Esta obra chega como uma brisa fresca. De forma simples, diz como libertar a mente para seguir em frente, ao soprar para um presente e um futuro de decisões, a partir do controle mental. O autor nos inspira a ser cientistas de si mesmos e a desfrutar dos resultados dessas experiências. Muito cedo, ele escolheu trilhar o caminho de sua evolução. Sofreu pela escassez material e emocional. Aceitou as provações e entendeu que podia ser muito mais do que lhe era imposto. Encontrou na sua própria "cela emocional" a chave que o levaria à liberdade: sua mente!

Embora tenha nascido num período em que a China vivia dias de fome e miséria, tinha sede de saber sobre si mesmo e acerca do mundo em que sobrevivia. "Liberte sua Mente para sua vida caminhar" conta a história do autor, a minha história, a sua história e de todas as pessoas que desejam evoluir. Esta obra é um convite ousado para fazer, de si mesmo, o melhor. Uma ferramenta para o sucesso!

Girar em torno de si mesmo parece tão simples que qualquer um deveria saber executar. Por que toda a humanidade não se levanta de manhã e começa a fazê-lo? A reposta é simples. Para fazer diferente é preciso querer. Ao fazer diferente descobrimos que todos somos iguais diante da Fonte Criadora de tudo que é. Todos temos o mesmo poder. Basta exercê-lo rumo ao caminho da iluminação. Se girar em torno do meu próprio corpo já me proporciona mudanças e resultados imediatos, como afirma o autor, imagino como será uma volta ao mundo através de mim mesma.

Esta obra é um guia para muito além das fronteiras estabelecidas pela inconsciência daqueles que nos aprisionam em suas próprias correntes. Você já tem a chave. É sua. Liberte-se! Siga em frente!

Elenir Maria de Jesus
Jornalista e *life coach*

Introdução
INTRODUÇÃO

Por um mundo melhor

Aos 50 anos olhei para trás e me perguntei o que havia feito de bom e gratuitamente para Deus. Sim, porque foi Ele quem me deu o dom da vida e me ajudou a ser quem sou. Graças ao despertar desta consciência, comecei a compartilhar meus conhecimentos com centenas de milhares de internautas. Já tenho mais de 1 milhão de pessoas inscritas em meu canal no YouTube. Todas elas em busca de adquirir saúde naturalmente, autoconhecimento e de uma vida mais feliz.

Levei meio século para despertar espiritualmente, mas também entendo que nada foi em vão. Todas as lutas desde a infância, passando pela adolescência até chegar à maturidade, hoje fazem todo sentido. Ser um trabalhador da luz não torna você melhor que as outras pessoas, mas te acorda para assumir com responsabilidade o propósito divino de fazer o bem e ajudar a fazer um mundo melhor.

Ao longo da minha trajetória, compreendi que as pessoas escolhidas por Deus para determinada missão trilham um caminho como o dos heróis. Os escolhidos enfrentam muitas humilhações e dificuldades, mas são exatamente essas provações que forjam uma pessoa especial. Nesse processo de lapidação, ao enfrentar as provações para provar sua fé e autoconfiança, você adquire virtudes. Muitos desistem no meio do caminho. Outros superam.

São poucos, é verdade, mas podemos comparar com uma seleção. Aqueles que perseveram e se dedicam até o final são honrados pela sua bravura.

Se você está sofrendo, provavelmente é alguém especial, escolhido por Deus para ser treinado e tornar sua vida diferente. Deus quer fazer de você, por meio das batalhas, uma pessoa mais forte, perseverante e paciente. O lindo anel de ouro exposto na vitrine um dia foi uma pepita sem forma, e para se tornar joia passou por vários processos, inclusive pelo fogo. Assim é nosso processo evolutivo no campo espiritual.

A humildade é uma virtude importante em tudo isso e a ausência dela é a causa de muitas perdas ao longo da vida. O trote universitário, por exemplo, tem uma função muito importante na lapidação do futuro aluno. Em muitas universidades, o tradicional trote foi banido após os alunos serem vítimas de excessos, incluindo agressões físicas. Porém, o objetivo de submeter os calouros a situações constrangedoras e até humilhantes, como raspar os cabelos, era mexer com o orgulho e suscitar a humildade deles. Todos os aprovados para um curso de Medicina, por exemplo, são dotados de grande inteligência e capacidade. "Baixar a bola" é uma virtude importante para lidar com os colegas e professores.

Também gosto muito de comparar a vida a uma academia. Os exercícios podem sim ser duros, doídos e repetitivos, mas o treinamento é importante se você espera ganhar um corpo mais saudável e preparado para as lutas diárias. Todas as conquistas dependem, essencialmente, do quanto você utiliza o poder da sua mente a seu favor. Infelizmente, fomos pouco treinados para extrair o potencial maravilhoso da nossa mente. Mas, a partir de agora, me proponho a te ajudar a romper com essa estagnação; a explorar esse campo ilimitado e mergulhar em um universo incrível e transformador. Se funcionou comigo, por que não funcionaria com você?

Ao despertar nas pessoas o desejo de transformação, libertando-as das prisões mentais, sociais, das crenças negativas e da dependência de remédios, ajudo-as a serem muito melhores e mais felizes.

Só se faz um mundo melhor com pessoas mais alegres, confiantes e seguras de si. Esse é o meu propósito de vida. A minha jornada. Se você está lendo este livro, gratidão pela escolha. Desejo, do fundo do meu coração, que as minhas palavras tenham efeito inspirador e curativo em sua vida.

Primavera de 2019

Peter Liu

Sumário

1
Você pode controlar sua mente **1**
Crie a realidade que você deseja **3**
Caminho de heróis **5**
Sete sinais de prisão mental **18**

2
Rito tibetano **27**
Aprendendo a praticar **28**
Rito tibetano e a conexão com o universo **30**
Rito tibetano e o fuso horário **31**
Rito tibetano e o *boom* de energia **31**
Rito tibetano e a felicidade **32**

3
Teoria do Cérebro Trino **33**
Como desativar o 'modo' medo pânico **35**
Você no comando **36**
Multifoco para controle da mente **40**
Multifoco para concentração **42**
Meu cérebro e eu **43**
Aprender é fácil **45**
Emoção sob controle **46**

4
Você perfeito e o amor universal **49**
Proteção pessoal e espiritual **51**
Em tudo, codifique o amor **55**
O voo inesquecível **56**

5
Mente positiva, vida mais feliz **59**
Drible a ansiedade **60**
As mentiras que o cérebro conta **61**

6
A técnica do espelho **65**
A mente cria doença **67**
Entre o céu e o inferno **70**
10 passos para uma saúde perfeita **71**

7
Minha visão sobre a depressão **75**
A depressão é um chamado da sua alma **76**
A missão **78**
Prazer da alma **80**

8
O difícil despertar **83**
Meu encontro com Jesus **85**

9
Você tem valor! **89**
Aprenda lidar com a ofensa **91**
Cinco atitudes para ser mais feliz **92**
Nunca é tarde. O dia é hoje! **94**

Depoimentos **97**

Bibliografia consultada **103**

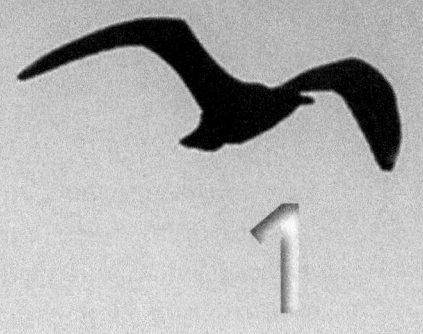

Você pode controlar sua mente

Ter controle mental é bom? Não é bom, é ótimo! Imagine sentir a tentação de comer uma barra de chocolate e ter o controle de dar apenas uma mordida? Você se sente feliz por satisfazer seu desejo e pode se concentrar rapidamente em outra coisa sem pensar no doce. Pode parecer um exemplo banal, mas a compulsão por doce, bebida e outros tipos de consumo ocorre pela dificuldade de autocontrole. Você deve ter o domínio da sua mente e não o contrário.

Vou tentar explicar como essa mudança acontece. Imagine que você está na atividade A e precisa interrompê-la para iniciar a atividade B. É normal levar um tempo até se desligar totalmente de A. Quanto tempo dura o seu delay, isto é, o tempo que você leva para sair de uma atividade e se concentrar em outra? Trinta minutos ou mais? Esse tempo determina a sua eficiência. Quanto menor seu delay, melhor é seu controle mental.

Ao interromper uma atividade, os neurotransmissores ainda permanecem no lugar específico e seu pensamento continua ligado àquela ação. A rapidez em se desligar e focar em outra coisa otimiza o tempo. Em muitas situações precisamos desligar a mente e isso requer, sim, um certo controle. Embora algumas pessoas tenham mais facilidade para fazê-lo, estar no domínio da mente é uma habilidade acessível a todos. Seja você o treinador da sua mente. Você pode estar preso em sua mente há anos, sem se dar conta disso.

Nosso cérebro é um supercomputador. Tudo que ouvimos, sentimos, tocamos ou cheiramos é interpretado por nossa mente. Esses dados são previamente manipulados. Logo, não são reais. Toda realidade física é criada duas vezes. Primeiro é criada na mente para depois se manifestar no universo físico. A ideia de escrever este livro foi elaborada na minha mente há algum tempo, mas somente agora se tornou real e palpável. Eu poderia também ter manifestado esse desejo na minha mente, mas procrastinar e nunca concretizá-lo. Quantos projetos idealizamos e morrem ainda na fase de elaboração mental? Muitos, não é mesmo? Para muitas pessoas, a mente é mistério e algo complexo a ser desvendado. Deus nos daria um computador tão incrível se não tivéssemos capacidade para explorar seus recursos? O bebezinho dá os primeiros passos atendendo a um comando da mente e estes passos vão se tornando firmes à medida que ele cai, levanta e insiste. Assim é você no controle da sua mente. O computador nos foi dado de graça por Deus, mas a tarefa de esmiuçar todos os recursos é nossa.

Dei a esse método de autocontrole o nome de "Multi Focus" e o ensino em minhas palestras. Aplico também outro exercício para controle do corpo chamado rito tibetano, que detalharemos mais adiante. Por experimentar os frutos da prática de ambos, acredito ser este um caminho para a iluminação e o equilíbrio total do ser humano.

Crie a Realidade Que Deseja

O premiado filme "À Procura da Felicidade", lançado em 2006, encantou o mundo. A história encenada neste filme é um exemplo incrível da capacidade do ser humano de dominar a própria mente para o bem. No drama, o ator Will Smith dá vida à história real de Chris Gardner, um homem que tinha tudo para ser um derrotado e desistir de tudo. Com apenas 25 dólares no bolso, Chris, que era vendedor, foi despejado do apartamento onde mora. Abandonado pela mulher, ele passa a criar sozinho o filho e a dormir em banheiros públicos, metrôs e asilos. Mesmo mergulhado numa condição precária do ponto de vista profissional e financeiro, Gardner decide criar a própria realidade. O vendedor se reveste de positividade e resiliência ao idealizar um bom emprego e persegue com obstinação os passos para prosperar profissional e financeiramente.

Com um plano mental muito bem arquitetado, ele aceita um estágio em uma grande corretora, sem remuneração, certo de ser efetivado. Ganhava alguns trocados consertando equipamentos de escâner nos poucos momentos livres que tinha. Em várias cenas do filme, de forma mágica, ele mentaliza a realidade pretendida para ele o filho. Gardner treinou a mente de forma disciplinada e determinada, para que ela pudesse levá-lo ao topo de seus sonhos. E conseguiu. Certamente você conhece o filme, mas fiz questão de citá-lo como exemplo prático de sucesso baseado no controle mental. Ao assisti-lo de novo, é provável que você vá enxergar muitos detalhes com um novo olhar. Em nenhum momento do drama, mesmo nos mais desesperadores, o personagem reclama ou se revolta. Do contrário, poderia ter colocado tudo a perder por pensar como um derrotado. Mais adiante, vou contar como eu saí de um ambiente familiar totalmente desfavorável para me tornar quem sou hoje, com a ajuda do controle mental.

A mente tem uma capacidade incrível de fazer as coisas parecerem reais. Quando você acredita ter visto um livro, na verdade você viu o reflexo da luz que iluminou este objeto. O livro não tem luz própria, por isso não pode ser visto. Quando você dá algumas voltas em torno de si, ao parar, você percebe que o ambiente gira ao contrário. Isso se chama tontura. Mas a tontura é uma manipulação da mente. A casa não está girando, quem estava girando era você. Você está sendo enganado ou manipulado pela sua mente.

Se você foi chamado para participar de uma reunião a qual que você não gostaria de ir, a sua mente pode criar uma dor qualquer no seu corpo para você "justificar" sua ausência. É como um elefante que foi amarrado num banquinho 100 vezes menor que o tamanho dele. O elefante não sai do lugar. Se o elefante quisesse, ele poderia se desvencilhar desse objeto com facilidade e sair, mas ele não sabe disso. Ele foi educado para entender que, quando amarrado, não se pode mais sair. Essa é uma prisão mental. O elefante vive uma verdade reduzida, manipulada. É triste saber que você pode ter vivido a vida inteira e nunca soube a verdade.

O Mito da Caverna, elaborado por Platão, filósofo grego do século V antes de Cristo, nos ajuda a compreender melhor essa teoria. Na história, prisioneiros dentro de uma caverna veem apenas as sombras na parede e não a realidade. Da mesma forma, você pode passar a vida inteira aprisionado pela mente, sem se dar conta disso. A mente é um par de óculos que modifica tudo e essa percepção é manipulada por nossas crenças, família e sociedade. Você nunca viveu a realidade em sua totalidade, mas uma realidade reduzida. O mito fala sobre prisioneiros (desde o nascimento) que vivem acorrentados numa caverna e passam todo o tempo olhando para a parede do fundo, iluminada pela luz gerada por uma fogueira.

Na parede são projetadas sombras de estátuas representando pessoas, animais, plantas e objetos; mostrando cenas e situações do dia a dia. Os prisioneiros passam todo o tempo dando nomes às imagens, na realidade sombras, analisando e julgando as situações. Imaginemos que um dos prisioneiros fosse forçado a sair das correntes para explorar o interior da caverna e o mundo externo. Ele entraria em contato com a realidade e perceberia que passou a vida toda analisando e julgando apenas imagens projetadas por estátuas.

Ao sair da caverna e entrar em contato com o mundo real, ficaria encantado com os seres de verdade, a natureza, os animais e outros elementos da criação. Voltaria para a caverna para relatar aos colegas, ainda presos, tudo o que viu, sentiu e aprendeu lá fora. Certamente seria ridicularizado, porque eles somente conseguem acreditar na realidade vista nas projeções da parede.

Para os prisioneiros poderia até ser considerado louco. Com essa metáfora, Platão fala da distorção da realidade. No mito, os prisioneiros somos nós. Enxergamos e acreditamos apenas em imagens criadas pela cultura, por conceitos e informações recebidas durante a vida. A caverna simboliza o mundo, pois nos apresenta imagens não condizentes com a realidade. Só é possível conhecer a realidade quando nos libertamos das influências culturais e sociais.

Caminho de Heróis

Somos os autores do nosso destino, ainda que tudo pareça conspirar contra isso. Todos os anos, no Dia dos Pais, eu recebo inúmeras mensagens de carinho nas redes sociais. Ao contar um pouco da minha infância, não tenho a intenção de me vitimizar ou lamentar. Quem sabe a minha história ajude outras pessoas que vivenciaram problemas parecidos?

Tive uma infância muito sofrida e levei bastante tempo para elaborar os sentimentos e ressignificar os inúmeros episódios dolorosos causados pela minha mãe. Hoje tenho uma relação tranquila com ela, graças a um exercício interno de perdão. Ela e meu pai foram criados sem nunca receber amor e carinho. Talvez por isso não souberam transmitir esses sentimentos. É possível viver sem amor? Sim, é possível. Mas está longe de ser uma experiência positiva.

Eu acredito que as pessoas especiais trilham um caminho de heróis. De muitas batalhas. Quando Deus te escolhe para servi-Lo você tem que enfrentar muitos problemas e dificuldades. Um treinamento após o outro. A cada obstáculo vencido você desenvolve uma virtude. Muitos se perdem no meio do caminho. Outros superam, evoluem e avançam. Se você está sofrendo é porque você é especial. Mais adiante, vai se tornar mais forte, perseverante, resistente e paciente. Por isso, não tenha raiva dos seus pais ou de qualquer outra pessoa que te imponha sofrimento. Veja-os como mestres, instrumentos de Deus para te treinar. Penso também que sou um espírito muito velho e em razão das muitas experiências em vidas passadas, posso ter me tornado um tanto orgulhoso. O orgulho impede o aprendizado e a evolução espiritual. Nesse contexto, o desprezo da minha mãe me ajudou muito.

Nasci no dia 22 de novembro de 1962, na cidade de Jian Chang, província da República Popular da China, região Nordeste do país, a 400 quilômetros da capital Beijing. Em pleno regime comunista*, o país enfrentava o último ano de escassez, uma pobreza sem precedentes em razão da falta de chuva por três anos seguidos. Muitos camponeses morreram de fome. Na nossa casa, sobrevivemos por milagre. Não fui

---

* A "Era Mao Tse-tung" durou de 1949, até 1976.

amamentado porque minha mãe, desnutrida, não tinha leite. Tamanha era a fome que comíamos as folhas das árvores. Para tirar o amargor das folhas, minha mãe deixava-as de molho por três dias. Lembro também que por volta dos cinco ou seis anos, cavava o chão, no campo de plantações, em busca de ninhos de ratos para garantir uma refeição. Às vezes conseguíamos encontrar uma espiga de milho ou batata que ficavam perdidas no campo após a colheita. Quando encontrávamos, era motivo de festa. Meus pais não tinham dinheiro para comprar comida. Mesmo se tivéssemos dinheiro, não havia como comprar. Nas lojas do governo só era possível comprar alimentos através de tickets. O salário da época equivalia a, no máximo, R$ 25,00 hoje. Minha vida foi salva porque minha mãe criava galinhas. Os ovos e o leite de arroz eram minha alimentação quando bebê.

Durante a era Maoísta, toda a China subsistiu de forma muito precária. As comunidades brasileiras de hoje são bairros bons perto da periferia chinesa daquela época. A China inteira era miserável. Nossa casa era inacabada, tinha apenas três cômodos. Eram dois quartos e uma cozinha. O banheiro ficava no quintal: um buraco no chão com duas tábuas em cima. As paredes eram feitas de pedras e barro. As janelas eram de madeira e papel. O teto, feito de palhas, era muito frágil e não continha a água quando chovia forte. Não havia portas e a casa ficava no fim da rua, ao lado de um canavial onde havia lobos. Sem obstáculos, eles entravam e saíam, colocando a vida de todos nós em extremo perigo. Para espantar os animais, meu pai acendia uma tocha de fogo.

Nasci no período de inverno, num frio congelante com temperaturas abaixo de zero e muita neve. Minha mãe me contou que, sem cobertor e agasalho, me mantinha entre suas pernas para me aquecer. Hoje enxergo o amor que havia nesse gesto. Olhando para minha infância, estar vivo é um milagre, dadas as condições precárias em que vivíamos.

Já por volta dos sete anos de idade, durante a Revolução Cultural*, o governo chinês impôs que, para permanecer na cidade, os casais tivessem trabalho fixo. A cidade estava muito cheia e o governo queria que os mais pobres fossem para o campo. Apenas meu pai tinha emprego fixo. O trabalho da minha mãe era temporário. A pressão sobre eles era diária pois meus pais não queriam ir para o campo. Convivemos com essa angustiante possibilidade por mais de um ano. Minha mãe se sentia culpada por não conseguir contrato fixo de trabalho.

Eles passavam dia e noite sob o medo de terem que voltar para o campo contra a própria vontade e minha mãe descontava em mim a pressão sofrida. Chegava em casa sempre muito nervosa. Na época, eu não tinha maturidade para entender a frustração dela. Às vezes eu estava no chão, brincando, esperando um carinho de mãe, mas ela me chutava, xingava, fazia *bullying* comigo. Meus olhos pequenos eram motivos de bullying. Minha mãe falava coisas horríveis por conta dessa característica, apesar de ser um traço tão comum entre os orientais. Eu chorava rios. Levei muitos anos para superar a dor e o sofrimento que as torturas psicológicas me causaram. Minha mãe sempre desferiu as palavras mais cruéis para me humilhar.

Além de um ambiente inóspito dentro de casa, o país inteiro estava imerso em pobreza. Naquela época não havia saneamento básico em Jian Chang. Por isso, algumas pessoas eram encarregadas de transportar os dejetos em carrinhos. Doía muito ouvir a minha mãe dizer todos os dias:

---

* A Revolução Cultural Proletária foi uma profunda campanha político-ideológica levada a cabo a partir de 1966 na República Popular da China, pelo então líder do Partido Comunista Chinês Mao Tsé-tung, cujo objetivo era neutralizar a crescente oposição que lhe faziam.

— "Peter, você vai ser como um desses limpadores de merda. Você nunca vai crescer. Nunca vai ser ninguém na vida." Isso não foi dito-me uma única vez, mas praticamente todos os dias. Era tanta humilhação que eu não me sentia seu filho e algumas vezes chorava o dia todo. Sentia tanta tristeza. Criei um refúgio. Caminhava cedo para o bosque perto de casa e permanecia horas nesse esconderijo. Corria, brincava, comia as frutas silvestres quando encontrava. Imaginava que tinha uma mãe-dragão*, esperava que ela viesse me resgatar a qualquer momento. Eu seria levado para um outro mundo. Mas ela nunca veio me buscar.

Mamãe foi golpeada muito cedo pelos dissabores da vida. Ela é a caçula de onze irmãos. Nasceu prematura, vinte e seis semanas de gestação. Ocasionado por um acidente com minha avó, que morreu no parto. Deixando meu avô sozinho para criar os filhos. Depois nascer, minha mãe permaneceu com os olhos fechados por três meses. Meu avô não queria criar uma criança deficiente e por isso levou-a para um lixão. No exato momento ao ser deixada naquele lugar, ela abriu os olhos. Tomado pelo arrependimento, ele pegou-a de volta . Este drama me ajudou a compreender o comportamento de mamãe. Trata-se de uma mulher com feridas e traumas profundos, ocasionados pela sensação de não ter sido amada e acolhidas pelos pais.

Quanto a mim, apesar de todas adversidades, fui forte. A cada afirmação proferida de que eu "nunca seria ninguém, internamente, afirmava o contrário. Recusava-me a gravar na mente aquelas palavras duras, humilhantes e repetitivas. Certa vez - a mais grave, talvez - minha mãe me atingiu com um pedaço de

---

* "O dragão tem um forte significado no imaginário chinês. Para eles, essa criatura mística é sinônimo de benevolência, poder, força, nobreza e boa sorte. O dragão apresenta características de diversos animais, como olhos de tigre, corpo de serpente, patas de águia, chifres de veado, orelhas de boi e bigodes de carpa."

madeira. Eu costumava fugir quando ela ia me bater, mas naquele dia eu fiquei. De tão forte, a pancada fez um coágulo na minha cabeça e a madeira se partiu. Pela primeira vez percebi que minha mãe ficou com pena de mim. Vi lágrimas em seu rosto. E então ela me disse:

— Filho, eu podia ter matado você, né? Por que você não fugiu?

Eu respondi:

— Não tem mais para onde fugir. Vou ter que voltar um dia.

Minha mãe confessou, como se pedisse perdão:

— Era só pra te assustar. Depois a minha raiva passa. Eu não vou mais bater em você.

Naquele momento, talvez, ela tenha entendido que a dor que causava em mim não era mais na carne. Era na alma. Eu não me importava mais.Depois deste dia a violência parou e eu senti que, de alguma forma, ela havia mudado.

Aos oito anos fui para a escola. Novos desafios. Na minha casa não havia uma mesa em que eu pudesse fazer as lições. Apenas uma pequena madeira sobre o chão. Ali a gente comia. Não havia sequer papel para escrever ou livros para me orientar nos estudos.

Nessa época, minha mãe trabalhava numa fábrica de pão. O papel do saco de pão era o único papel disponível para escrever. Também não havia caneta. Apenas lápis. Tudo conspirava contra o aprendizado. Mas eu já havia aprendido, mesmo sem perceber, a virtude da persistência. Toda essa escassez me obrigou a usar cada vez mais meu cérebro para guardar informação. Era um exercício diário de superação para aprender diante de tanta adversidade.

Na região onde morávamos na China, o sol ia embora cedo. Minha mãe apagava as luzes e isso obrigava a mim e aos meus irmãos dormir mais cedo. Sem luz, não havia nada pra fazer.

Eu achei por bem levantar às cinco da manhã para estudar duas horas antes de ir pra escola. Nessa hora, minha mãe ainda dormia. Não havia café da manhã. Eu comia as sobras do jantar. Era comum comer arroz estragado, não havia geladeira para conservar os alimentos. Na tentativa de melhorar um pouco o sabor, eu colocava açúcar. Não sabia que aquela mistura fermentada e era a causa de episódios frequentes de diarreia. Mesmo assim, eu ia para a escola todos os dias. Era estudioso e dedicado. Graças a Deus havia excelentes bibliotecas públicas na China. Apaixonei-me pela leitura e isso me ajudou a evoluir rapidamente. Devorava os livros. Lia muito. Nessa época, minha mãe conseguiu emprego em uma fábrica balanças. Eu sempre ia visitá-la no local. Como ela nunca estudou e só sabia escrever o próprio nome, ficava limitada a cargos muitos baixos por onde passasse. Embora fosse muito inteligente e esforçada. Uma líder que sempre se destacava. Sempre restrita a trabalho braçal, por falta de estudo.

Em uma dessas visitas, observei um homem fazendo um trabalho diferente. A impressão é que ele trabalhava pouco. Tinha uma sala exclusiva, muito confortável. Parecia rico. Aquilo me deixou intrigado. Afinal, por que eles trabalham na mesma empresa e havia tanta diferença entre a função e o salário? Minha mãe trabalhava muito! Curioso e inconformado, perguntei:

— Tio, por que você fica aqui sentado enquanto minha mãe trabalha tanto? ganha muito mais?

Ele deve ter estranhado o meu atrevimento. Eu era um adolescente. Tinha uns 12 anos de idade. Precisava entender aquilo.

Ele então respondeu:

— Eu sou formado. Sou engenheiro.

E eu continuei: como se formou engenheiro?

— Eu estudei. Fiz faculdade, respondeu ele.

Minha cidade era pequena. Ninguém estudava em faculdade. A minha conversa com o engenheiro ainda não havia terminado.

— Poxa vida! Eu quero entrar na faculdade.

Depois da Revolução Cultural Chinesa, os livros da escola foram simplificados. Os materiais didáticos não tinham quase nada de conteúdo e minha mãe não tinha dinheiro para comprar bons livros para mim. Como o engenheiro havia estudado antes da revolução cultural, seus livros eram muito bons. Hoje vejo o quanto a minha inquietude somada à generosidade daquele homem fizeram diferença na minha vida. Vi nele um exemplo de alguém que gostaria de ser. Desde então, tornei-me cada dia mais dedicado e estudioso. Um grande avanço para uma criança pobre. Entusiasmado, vendi dois filhotes da minha coelha e comprei meu primeiro livro com 2 mil exercícios de química, física e matemática.

Na escola, embora ainda fosse pequeno, me esforçava para resolver os exercícios sozinho. Muitas das minhas dúvidas, infelizmente, os professores não conseguiam esclarecer. Apesar disso, eu não me abatia e ficava motivado para estudar cada vez mais. Também ia em outras salas aproveitar o papel que os alunos jogavam no lixo. Usava o verso da folha. Minha capacidade de aprendizagem e concentração melhorava a cada dia. Por volta dos 13, 14 anos participava de olimpíadas locais e estaduais de matemática e vencia com alguma facilidade.

Quando estava com 15 anos, a Revolução Cultural Chinesa acabou e o sistema de vestibular voltou. Essa era a minha chance de entrar na faculdade e mudar de vez a minha vida. Era tudo que eu sonhava. Em casa, as coisas continuavam ruins, mas tudo estava prestes a mudar.

Apesar de não me bater mais, minha mae não me apoiaram entrar na faculdade. Para ela, não mudaria em nada minha vida e eu continuaria "merda" igual. Se eu dissesse vou ser engenheiro, ela rebatia: – engenheiro de merda! Quero ser médico! – médico de merda. Mas segui em frente. Firme e obstinado.

Meu desempenho na escola chamava atenção e acabei me destacando entre os melhores alunos. Faltava uma semana para o vestibular e, devido ao meu ótimo desempenho, minha mãe foi entrevistada pela imprensa. Fui aprovado no vestibular com destaque entre os calouros. Os jornalistas queriam, mais um vez, saber o que ela havia feito para eu ser tão inteligente e ela foi muito sincera:

— Não fazia nada. É uma merda. Eu nem cuidava dele.

A partir desse dia, ela começou a cuidar melhor de mim e a se preocupar mais com a minha alimentação. Ela começou a me dar dois ovos por dia, sempre pela manhã, e isso me mantinha bem nutrido para os estudos. Aquilo era novidade para mim. Como já disse, na minha casa não havia refeição pela manhã e eu cresci com a saúde precária. Mas aos 16 anos eu estava ingressando na faculdade. Todo o meu esforço tinha valido a pena. Eu mal cabia em mim de tanta alegria. A faculdade ficava em Harbin, a 800 quilômetros de distância da minha cidade. A faculdade oferecia habitação e eu morava com outros oito estudantes. A comida do refeitório era muito ruim e havia restrição de quantidade por pessoas. Por isso, muita gente ficava com fome*.

---

* Durante o governo comunista, a China não seguia as leis do mercado e nem importava ou exportava produtos. A população só podia consumir alimentos cultivados no próprio país, mas a China não produzia o suficiente para todos e por isso a escassez de comida era constante. Diante dessa limitação, o governo impôs um limite de consumo diário muito pequeno para cada cidadão, tornando a fome uma desgostosa mas sempre presente companhia.

Apesar das dificuldades do dia a dia, foi uma fase muito divertida da minha vida e após dois anos cursando Física eu ingressei na Medicina Tradicional Chinesa. Eu tinha muita facilidade pra aprender, uma memória excelente e as notas eram sempre muito boas. Ao concluir as duas graduações, continuei estudando e me dediquei à pesquisa. Foram mais quatro anos entre o mestrado e o doutorado em Física. Optei por ser pesquisador nessa área. Eu era muito tímido e a Física não exigiria o contato com tantas pessoas.

Meu desejo era morar nos Estados Unidos. Com minha formação em Física e Medicina Chinesa, queria ser astronauta, ou, quem sabe, cuidar da saúde no espaço.

Não pude ir para os Estados Unidos porque em 1989, após uma onda de protestos, o governo chinês suspendeu a emissão de vistos para o país. Nesta época, mais precisamente entre os dias 15 de abril e 4 de junho, estudantes na República Popular da China realizaram um protesto na Praça da Paz Celestial (Tian'anmen), em Pequim, reivindicando liberdade política. O corte na emissão de novos vistos tinha como objetivo impedir que os jovens deixassem o país com destino ao continente americano.

Diante do entrave de seguir com meus planos, mudei a minha rota. Graças a ajuda de um amigo americano, que tinha um amigo francês, que por sua vez tinha um amigo brasileiro. Aos 28 anos de idade, em 1990, cheguei ao Brasil para fazer pós-doutorado em Física, na Universidade Federal de Pernambuco (UFPE), localizada no Recife. A ideia era permanecer por seis meses, até conseguir tirar meu visto para os Estados Unidos. Eu não falava uma palavra em português. Mesmo assim, fui acolhido com tanto amor e carinho pelos recifenses que me apaixonei por essa cidade. Resolvi ficar. Minha ex-mulher e meu filho Davi, de três anos na época, vieram para o Brasil seis meses depois. Infelizmente, o aumento da violência nos fez mudar para Campinas, em São Paulo, onde continuei meus estudos na Unicamp. Em 1993, no dia 3 de dezembro, nasceu a minha filha Anni, e um ano depois me naturalizei brasileiro.

Durante os dois anos de pesquisa, publiquei mais dez trabalhos em revistas internacionais. Mas o meu destaque na pesquisa não me rendeu um contrato de professor de carreira porque não havia perspectiva de abertura de concurso. Eu não queria continuar como pesquisador bolsista, então decidi exercer minha segunda formação a de Medicina Tradicional Chinesa. Desde então, dedico-me continuamente a descobrir formas de melhorar a vida das pessoas com o uso da Medicina Chinesa e outros métodos naturais. Talvez tenha me destacado nessa área porque não me contentei em curar as dores físicas. Meu desejo ao receber cada paciente é ajudá-lo a se libertar dos sentimentos negativos e das travas que sabotam os seus sonhos. Essa atitude faz total diferença no processo de cura porque muitas doenças surgem do sofrimento que carregamos.

Só você pode mudar sua vida. Ninguém mais. Temos que ser heróis de nós mesmos. Podemos mudar o nosso destino. O sofrimento torna você mais forte. A ficha de evolução está em você.

Você pode fazer a sua vida melhor. Ser um pai diferente, uma mãe diferente. Pode transformar sofrimento em virtudes. Hoje eu tenho certeza que posso ir a qualquer lugar do mundo sem nem um real no bolso que eu me viro. Tenho o coração bom e posso ajudar os outros. Não tenho dificuldade porque posso ser útil. Se você é bom e útil, pode se dar bem em qualquer lugar. Você pode estar mergulhado no sofrimento, talvez até usando drogas como fuga, sentindo-se desvalorizado, deprimido, no fundo do poço. Para Deus, nada disso importa. Para Ele, você pode ser muito útil.

Você pode sair dessa lama, desse labirinto. Deus pode usar você para ajudar outras pessoas. Fazer bem ao mundo, ser uma bênção e guia na vida delas. Inúmeras pessoas precisam de exemplos de superação.

A verdadeira felicidade não está na casa que você tem, no carro que você dirige e em outros bens materiais. Tudo isso pode te deixar feliz por um tempo. A felicidade é um estado emocional; vem de dentro de você e não das coisas ou eventos externos. Não existe bandeira maior que servir a Deus para fazer o mundo melhor. Insisto muito na libertação da mente porque todas as respostas estão dentro de você. Conhecer-se é o caminho para dominar a si mesmo.

Você pode sair do sofrimento, por mais doloroso que seja o problema. Sempre que alguém nos maltrata ou sentimo-nos injustiçados, sofremos. Insistir em entender por que uma pessoa nos magoou só prolonga a dor e o ressentimento. Nossa alma é justa. Ninguém, na sociedade, aceita injustiça. Sentir-se injustiçado gera muito sofrimento e as nossas emoções impactam diretamente em nossa saúde física.

A tristeza, o sentimento de não ser valorizado o bastante por pessoas que amamos, pode diminuir a nossa imunidade, as nossas defesas. Quanto mais triste você está, menos soldadinhos terá para te defender de vírus, bactérias e outros agentes oportunistas.

Prolongar a raiva e a amargura poderá trazer consequências ruins para seu fígado e pâncreas. É preciso sair desse "abismo". A primeira atitude é deixar metade do problema para Deus resolver. Quem te magoou também é filho ou filha de Deus. Imagine-o uma criança de dois anos, de fraldas; não sabe o que faz. Não dá para exigir dessa criança explicações e esperar dela atitudes sensatas. Você deve recorrer ao pai dessa criança: Deus. Não tente mais entender os motivos, torturar-se buscando respostas. Deus vai cobrar a conta de quem te feriu, humilhou, desprezou e te deixou mal. Se ela te causou prejuízo, uma dívida, por exemplo, ou te traiu, Deus vai te compensar três vezes mais, porque Ele é justo e misericordioso. Renuncie a esse sofrimento. Perca agora para ganhar depois. Ao deixar para Deus cobrar a conta você ganha paz, saúde e bênçãos ilimitadas. Lave a ofensa e esqueça toda a mágoa. Escolha ser feliz. Comece um novo tempo, agora!

O vitimismo te impede de ser feliz. Você caiu na perigosa armadilha da prisão mental, na repetição de padrão negativo. A vítima sente dor; sofre por se sentir derrotada, humilhada. Uma situação que pode se arrastar por dez anos, vinte ou mais. Quando estamos presos no vitimismo a vida não anda. Ao contar e recontar a história para outras pessoas, um comportamento muito comum, elas vão te isolando. Ninguém tem paciência com quem se comporta como vítima. Essa é a realidade.

A traição em um relacionamento, por exemplo, é um dos fatos que mais joga a pessoa nessa condição e pode atrapalhar o próximo namoro ou casamento. Olhe para sua vida como uma novela. Seu drama deve terminar no último capítulo para se permitir viver um novo papel. A mente bloqueia a alma. Sua alma pode ser boa, mas quando está aprisionada não consegue encontrar a felicidade em nada. Em ninguém. Não tem prazer em viajar, curtir a vida, fazer novos amigos. O comum é isolar-se cada vez mais e afundar no coitadismo. Não vive, sobrevive, enquanto poderia se libertar e viver grandes espetáculos. Não importa se você foi trocado por outra pessoa, se foi roubado por um sócio, se foi traído por alguém em quem confiava. Você é responsável por construir uma nova vida.

Lembro de uma cena na praia que descreve bem como o vitimismo rouba a vida e a felicidade. Havia um casal ao meu lado na areia e todo o tempo só falavam do quanto se sentiam vítimas dos seus ex-amores. Um lindo dia de sol, o mar ali, a metros da areia, convidando para um mergulho gostoso e os dois perdendo tempo, perdendo "vida" ao remoer emoções negativas, relembrando capítulos de uma novela que eles insistiam em não terminar. Impossível ser feliz assim ou fazer alguém feliz. A alma não julga. Ela só se importa com o que você aprendeu. Contabiliza os ganhos e não a perda. O sofrimento lapida a nossa alma e isso nos ajuda a desenvolvermos virtudes. Isso é consciência de Deus. Você é a única pessoa responsável pelo seu passado, presente e futuro. Pode começar a ter um futuro melhor agora mesmo e tornar-se alguém melhor.

Cinco Sinais de Prisão Mental

É mil vezes preferível recorrer ao poder da mente do que culpar a vida ou os outros por seus problemas ou insucessos. Compreender que a sua mente te engana é um bom começo para virar a chave de sua "cela" mental. A mente tem medo do novo, mas você não deve ter. Se você se identificar com algum ou vários sinais a seguir, convido-te a ousar e tirar sua mente do cárcere.

1. Tontura

Observe as crianças, os cães e os gatos. Eles giram quase todo o tempo e com muita naturalidade. Para eles, é uma gostosa brincadeira e quanta energia eles têm! Ao ingressar na escola, a criança passa a seguir regras, limites e aos poucos vai deixando de girar por não se sentir tão livre para fazê-lo. São poucos os educadores que conhecem o poder dessa atividade e isso será visto logo adiante. Se você sente tontura ao girar é porque a sua mente está presa. Fomos feitos para girar a 360 graus.

2. Hipocondria, Mania de Doença

Esse é um típico pensamento de quem está preso na própria mente. É o perfil de pessoa que lê livros de patologia clínica e acha que tem 80% das doenças mencionadas ali. Essa é uma atitude de autossugestão negativa. Hipocondria (mania de doença ou medo de ficar doente ou de morrer) é um sinal claro de quem vive preso na mente. Na Medicina Tradicional Chinesa (MTC), a hipocondria, também conhecida por nosomifalia, caracteriza-se pela crença infundada de sofrer de uma doença grave. O sentimento costuma vir associado ao medo irracional da morte, obsessão com sintomas ou defeitos físicos irrelevantes, excesso de preocupação com o corpo e até mesmo descrença nos diagnósticos médicos.

Ao ser informado de que não há nada de errado com sua saúde, o hipocondríaco pode se sentir até mesmo afrontado. A doença é fictícia, mas o sofrimento é real. A mente "doente" causa desequilíbrio emocional e bloqueios energéticos. Numa fase posterior a doença, até então apenas mental, pode se tornar real, acompanhada de todos os sintomas. É preciso limpar e libertar a mente de pensamentos ruins e contrários à nossa saúde e prosperidade.

3. Transtorno Obsessivo Compulsivo (TOC)

Não podemos ter repulsa pela sujeira. O contato com ela é necessário para criarmos imunidade. A diferença está na quantidade. Se eu tenho mania de lavar as mãos 20 vezes por dia, morro de medo de pegar vento ou um chuvisqueiro e tenho obsessão por ver tudo impecavelmente limpo, algo está errado comigo. Isso é viver numa estufa mental. A mente livre é desencanada e não vê os problemas através de uma lente de aumento. Consegue dar a eles a devida dimensão e peso ao que realmente tem peso.

É impressionante o sofrimento pessoal e familiar causado pelo transtorno obsessivo compulsivo. Usemos como exemplo a Karina*, um paciente minha que é técnica de enfermagem, casada, mãe de um casal e tem mania de limpeza. Por conta da sua compulsão por limpeza, costuma fazer limpeza quando chega do plantão, mesmo cansada. Ela cumpre um ritual diário de limpeza. Passa álcool 70% em toda a geladeira, depois de esvaziá-la completamente. Cada canto da casa também é limpo, de forma impecável, todos os dias. Quando ela estende roupa para secar, no quintal, ninguém pode passar por baixo do varal. Se por desaviso alguém passa, Karina recolhe a roupa e lava tudo de novo.

Com a casa tão impecável e sabendo de seu comportamento, poucos vizinhos se arriscam a visitá-la. Os filhos e o esposo também sofrem por se sentirem intimidados pelo excesso de limpeza e o medo de sujar. O esposo passa cada vez menos tempo em casa porque não se sente bem diante da mania da mulher. Para Karina, tudo é sujeira. Por ter a mente presa no "excesso" de limpeza, grande parte do salário do casal é gasta com produtos de higiene e limpeza, água e energia elétrica. Karina precisa se livrar dessa prisão para enxergar o mundo além dos vírus e bactérias que ela insiste em ver e temer por todo canto.

4. Medo em Excesso

O medo é algo necessário para a preservação da saúde, da integridade e da vida. Até para isso há limites. Não podemos confundir medo com negatividade ou autossugestão negativa. "O avião vai cair", "o carro vai quebrar", "meu marido vai me trair", "acho que vou ser demitido", "já sei que não vou encontrar uma vaga para estacionar", e por aí vai. Medo em excesso é um sinal evidente de

---

*O nome dado à paciente é fictício e tem como objetivo preservar a sua identidade.

prisão mental. Você está preso numa nuvem obscura. Sua mente só tem enviado informação negativa. Com isso, você vive assustado, apavorado e até paranoico. Viver assim é viver em sofrimento. Milhares de pessoas começam a suar só de pensar em dirigir. E nada tem a ver com capacidade ou habilidade. Muitos alegam medo de machucar pedestres, de atrapalhar o trânsito na hora de estacionar e outros medos como num efeito dominó. Sabrina*, uma outra paciente, tinha pavor de dirigir. Ao conseguir um novo emprego, dirigir era uma exigência e lá foi ela para a autoescola. Fez as aulas e passou de primeira em todas as provas. Medo vencido? Ainda não. Sabrina havia libertado a mente do medo da rua e do trânsito, mas ao entrar num estacionamento pedia para o manobrista estacionar, por medo de bater em algum carro. É preciso ser maior que os medos e não esquecer que eles costumam andar junto com a negatividade.

Quando seu pensamento é favorável, cria-se um circuito neural positivo. Eu trato pessoas com deficiências, síndromes, paraplegia, tetraplegia, lesão cerebral e muitos outros problemas. Em muitos casos, nada se rompeu, apenas se obstruiu o circuito neural pela lesão de um nervo, por exemplo. O cérebro tem pelo menos outros dez caminhos para restabelecer essa conexão. O pensamento negativo cria um circuito neural contrário ao seu desejo. O pensamento é tão poderoso que bastam dez repetições com a mesma informação que o cérebro passa a obedecer. Após 21 dias torna-se um hábito. Um dos pioneiros na "Teoria dos 21 Dias" foi o cirurgião plástico e psicólogo Maxwell Maltz, em 1960. Ele notou que somente após 21 dias seus pacientes começavam a adaptar-se às mudanças. A neurociência também já confirmou que a teoria dos 21 dias basta para reprogramação de um padrão mental.

---

*O nome dado à paciente é fictício e tem como objetivo preservar a sua identidade.

5. Fanatismo

Para falar de fanatismo, cabe uma teoria que eu gosto muito e procuro sempre praticar: menos é mais. Eu posso gostar muito de um cantor, de uma cantora ou de uma banda, mas nem por isso vou fazer desse gosto uma obsessão, a ponto de gastar tudo que ganho comprando os discos e objetos deles. Há quem transforme o quarto, a casa, em verdadeiros templos. Esses são os adoradores ou fanáticos.

O fanatismo estreita a visão. Citei a área musical como exemplo por ser bastante comum e, erroneamente, aceito como normal. Mas pode acontecer no campo religioso, quando a pessoa passa a seguir cegamente as regras de determinada religião ou seita, ou ainda, o fanatismo pelo corpo perfeito e dietas. Quantos já não colocaram a saúde e a vida em risco? Há ainda os fanáticos ideológicos e os supersticiosos, também presos pela mente. Uma mente liberta não se deixa "adoecer" pelo fanatismo.

O fanatismo religioso é algo muito presente e fácil de identificar. Suas vítimas vivem presas e ao mesmo tempo cegas por suas crenças. Vou relatar um caso grave que chegou ao meu conhecimento. Um agricultor de aproximadamente 50 anos aparentava uma boa saúde mental até começar a frequentar uma denominação evangélica. A princípio, ia apenas aos cultos dominicais. Em pouco tempo, passou a ir ao templo todos os dias, mesmo quando não havia celebração. Ao ser questionado pela esposa sobre tal comportamento, ele se mostrava profundamente irritado e negava-se a discutir a respeito. A situação se agravou no dia em que ele se vestiu para dormir com a mesma roupa usada para ir à igreja: camisa de mangas compridas, abotoadas até o colarinho, calça e meias. Diante da cena inacreditável, a mulher ficou ainda mais espantada. Ao questionar o marido, ele disse apenas que a partir daquela noite se vestiria daquele jeito dia e noite. Segundo ele, Jesus Cristo voltaria a qualquer momento para arrebatá-lo e gostaria de estar devidamente trajado. Pode parecer um caso extremo, mas não é. Há inúmeros casos parecidos ou até mais graves. Uma mente aprisionada é também uma mente doente. Na família, no trabalho e nas relações sociais o nosso comportamento impacta, de alguma forma, as pessoas. À medida que libertamos a mente, tornamo-nos mais flexíveis, leves e sociáveis. Melhoramos a nossa vida e a dos outros também.

Controle da Mente: a Tomada da Consciência

Em 2014 eu li o livro "A Fonte de Juventude". Nele, eu aprendi os ritos tibetanos e comecei a treinar pelo número um. Consegui rapidamente girar 21 voltas, mas quando parava, o mundo continuava girando. Eu não aceitava isso. A minha mente precisava saber que eu havia girado e não o ambiente. Um belo dia, quando eu parei, as paredes também pararam de girar. Ficaram travadas e eu fiquei muito feliz. No dia seguinte, quando eu parei, o mundo parou também. Me senti mais feliz ainda. Pensei:

— Nossa, como isso é importante. A tontura era falsa. A mente pode mentir. Eu queria que as pessoas soubessem que a tontura não é real.

Aos 15 anos, enquanto eu devorava os livros na biblioteca, uma voz interior começou a repetir que eu deveria dominar o mundo. Na época, muito jovem, não entendia bem o significado daquela mensagem. Mais tarde eu compreendi que o dominar, na verdade, era ensinar, orientar.

Quando o ser humano treina o autocontrole, tudo muda ao seu redor. A começar por ele. Ao mergulhar na história dos grandes líderes mundiais encontramos traços comuns a todos eles. Essas personalidades tinham a mente aberta. O pacifista indiano

Mahatma Gandhi acreditou e conseguiu derrotar os ingleses sem o uso de armas, defendendo a não violência. O personagem bíblico Noé, ao receber a missão divina de construir uma arca e salvar os animais do dilúvio, não ficou pensando como faria para executar a obra. Ele foi lá e fez. Nem mesmo a esposa, que achava tudo aquilo uma loucura, o deteve em sua missão. Só pensou em salvar os animais.

A mente do nadador Michael Fred Phelps também extrapolou limites. O nadador americano conquistou 37 recordes mundiais, atleta com mais medalhas olímpicas (22 ao todo, sendo 18 de ouro) na história dos jogos olímpicos. O equilibrista francês Philippe Petit deixou o mundo de queixo caído, aos 24 anos, ao atravessar as Torres Gêmeas, em Nova York, no dia 6 de agosto de 1974, caminhando sobre um cabo de aço. O francês caminhou de um lado para o outro oito vezes, durante 45 minutos, a uma altura de 400 metros, sem qualquer proteção.

Antes de se aventurar nessa façanha, Petit treinou por dez anos travessias, embora ilegais, na Catedral de Notre Dame (Paris, França), na Baía de Sydney (Austrália) e na Catedral de São João (Nova York, EUA). Quando questionado sobre seu ato heroico, o acrobata disse: "Dei às pessoas a imagem de que nada é impossível". Além de documentários, a história de Petit é contada em dois filmes. Um deles é "A Travessia". Petit disse ainda ter criado uma "imagem de vida". Ele não pensou que era impossível. Por isso, foi lá e fez.

A mente de Petit rompeu o limite. Foram dez anos de treino físico e mental até se lançar na travessia. Ao prestarmos atenção na natureza, ela opera sem limite. Não há como regular quanta água uma fonte vai jorrar por hora, por dia. A chuva começa a cair e ninguém sabe quando vai parar. O pássaro, quando alça voo, não mede a altura. O macaco, antes de pular de um galho para outro, não calcula a distância entre eles. Simplesmente, nem lhe passa pela cabeça o risco da queda. Por que nós, seres humanos e parte da criação, seríamos limitados naquilo que desejamos realizar? Não lhe parece no mínimo incoerente quando nos comparamos ao comportamento da natureza?

Crie a sua realidade e acredite nela e sua mente vai trabalhar de forma favorável. Se quer fazer uma viagem e esse é o seu desejo, deve colocar o pensamento e sua energia em aspectos práticos. Juntar dinheiro para a viagem, planejar o roteiro, definir quem vai levar contigo e outros detalhes do passeio. Essas imagens vão enviar mensagens muito positivas ao cérebro e tudo vai favorecer a realização do seu desejo. Se, ao pensar na viagem, você cair na armadilha dos pensamentos negativos de não ter dinheiro, não saber se vai conseguir tirar férias, se vai ou não estar empregado quando voltar, você confundiu o seu cérebro. A mensagem foi confusa e nada positiva. Para libertar a mente e assumir o controle, não precisa se arriscar de 400 metros de altura. Basta apenas observar as pequenas "travas" do dia a dia e ir vencendo uma a uma. Quando eu digo "eu quero, eu posso", estou treinando a minha mente para desenhar esse desejo, registrar e executar. Petit quis e atravessou a linha entre as Torres Gêmeas. Não sei qual desafio você deseja vencer. Não importa. Se você realmente quer, vai conseguir.

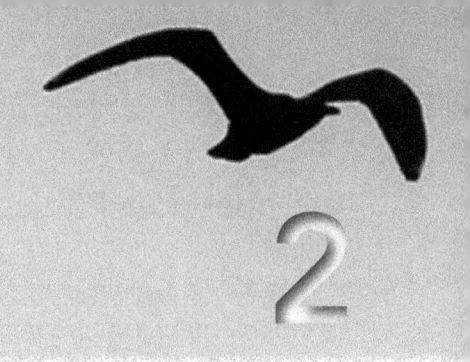

Rito Tibetano

Gire em torno de si e conecte-se com o universo. Trabalho muitas horas de pé e antigamente me sentia bastante cansado no final do dia. Desde que comecei a praticar o exercício número um do rito tibetano, senti uma mudança incrível no meu nível de energia e disposição. Ao todo, são cinco os exercícios ritos tibetanos. Mas vamos nos ater ao primeiro, apenas. É um exercício muito simples e pode ser praticado na sua sala ou, se preferir, ao ar livre. Você vai girar em torno do seu próprio eixo. Nas primeiras vezes, é normal sentir um pouco de tontura. O ideal é realizar a prática pela manhã, antes das atividades do dia.

Girar aumenta a consciência corporal. Você despolariza os neurônios pelo corpo inteiro, eleva-se e passa a perceber e aproveitar mais o presente. Aprender a viver o momento presente é a receita para sair da depressão (pensamentos passados) e se livrar da ansiedade (preocupação com o futuro). Elevar a consciência do próprio corpo ajuda a lidar melhor com as sensações de fome, cansaço e dor.

Aprendendo a Praticar

Com os pés ligeiramente afastados e braços abertos na altura dos ombros, olhe para um ponto fixo e comece a girar no sentido horário, como faz o ponteiro do relógio. Concentre-se no presente, respire calmamente e, ao sentir desconforto, sente-se ou deite-se. Faça o mesmo exercício no dia seguinte e vá avançando o número de voltas até conseguir girar 21 vezes.

Ao adotar a prática do rito tibetano número um você vai desfrutar de muitos benefícios. Isso aumenta a energia de suas células, o humor, o vigor físico e mental, dorme melhor, sente mais desejo sexual. Esse exercício também me ajudou a reduzir o estresse e a me sentir mais equilibrado. Tudo isso acontece porque, ao girar, você cria um campo magnético em torno do seu corpo. Girar também ajuda a equilibrar os chacras, palavra sânscrita que significa roda, disco.

Os chacras são centros de captação e distribuição de energia vital, uma espécie de espirais girando em velocidade. Eles controlam as glândulas do sistema endócrino e, curiosamente, segundo a tradição hindu, seguem as cores do arco-íris. Na bíblia, o arco-íris aparece como uma aliança entre Deus e a humanidade, no livro de Gênesis. "Porei nas nuvens o meu arco; será por sinal da aliança entre mim e a terra".

Os chacras giram, como fazem as rodas, em busca da energia da aura para alimentar o corpo físico e o campo energético. Quando esses centros de força estão alinhados, sentimos vitalidade e conexão com a terra, lidamos bem com nossas emoções, o metabolismo e a digestão funcionam de forma correta. O alinhamento dos sete centros de força também impacta positivamente na alegria de viver, na empatia e amorosidade das pessoas, na capacidade intuitiva, na busca e prática espiritual e influencia até mesmo em nossos valores e virtudes. Por ajudar a equilibrar os chacras, a prática do rito tibetano número um organiza e evidencia o nosso melhor em aspectos físicos, mentais, emocionais e espirituais.

Os sete chacras se localizam ao longo do eixo da coluna, da base ao topo da cabeça:

— Na base da espinha, na altura dos genitais, temos o chacra raiz ou básico, na cor vermelha, ligado à nossa segurança e ao instinto de sobrevivência. Com ele em equilíbrio nos sentimos seguros e determinados. Do contrário, sobressaem-se a vontade egoísta e o medo, além de problemas no sangue, músculos, ossos e articulações.

— O segundo, de cor laranja, é o **sexual**, abaixo do umbigo, que rege a reprodução, a vitalidade e a criatividade. Disfunção sexual e culpa são sintomas típicos de desajuste nesse centro de força.

— O terceiro chacra é o do **plexo solar**, entre o umbigo e o peito na cor amarela, ligado ao nosso poder pessoal, emotividade e afetividade. Desalinhado, traz à tona a raiva e a impulsividade.

— De cor verde, o quarto é o **cardíaco**, no centro do peito, e evidencia o amor, a fé, harmonia interior e devoção. Em desequilíbrio ele faz aflorar a mágoa e o ressentimento.

— O quinto chacra – azul – é o da **garganta** ou **laríngeo**. Localiza-se na base do pescoço e evidencia a comunicação, autoexpressão e criatividade, mas em desequilíbrio nos faz tímidos e envergonhados.

— O sexto chacra, de cor índigo, é o **terceiro olho**. Posicionado no centro da testa está ligado ao aspecto espiritual e intuitivo, às forças espirituais superiores, ao conhecimento, autoconhecimento e à visão interior. Falta de discernimento, doenças oculares e sinusites estão ligadas ao desequilíbrio desse centro de força.

— O sétimo chacra é o **coronário** e tem a cor violeta. Ele é o mais elevado e importante centro energético do nosso corpo, o portal da espiritualidade. Ele fica no alto da cabeça, ligado à glândula pineal e também rege as forças espirituais superiores. A falta de percepção espiritual, os distúrbios mentais, nervosos e as psicoses podem ter ligação com o desequilíbrio deste chacra.

O Rito Tibetano e a Conexão com o Universo

Para entender melhor como o rito tibetano te conecta com o universo é preciso compreender a importância da glândula pineal, batizada de órgão cronobiológico pelo psiquiatra e pesquisador Dr. Sérgio Felipe de Oliveira. Do tamanho da semente de laranja e localizada no meio do cérebro, na altura dos olhos, a glândula é a única capaz de captar radiações do sol e da lua, por obedecer aos chamados *zeitbergers* – elementos externos que regem as noções de tempo. O sol é um deles.

Ainda segundo o estudioso, a pineal é a única estrutura do corpo capaz de captar informações da quarta dimensão ou mundo espiritual. Segundo o pesquisador, a glândula capta informações por meio de ondas eletromagnéticas, como um telefone celular, e as transforma em estímulos neuroquímicos.

A pineal regula o ciclo da vigília, do sono, da gravidez, que corresponde a um ano lunar, e da ovulação, equivalente a um mês lunar. Não estamos falando de astrologia, mas de cronobiologia. E a medicina usufrui disso. Singular e fascinante, essa glândula coordena a produção de proteínas, enzimas e hormônios e regula o nosso ritmo interno com o da natureza. Ela produz mais melatonina para nos induzir ao sono e descanso e reduz a produção à medida que o sol está nascendo, para nos despertar. Regula nossos ciclos, ritmos circadianos (a cada 12 horas), a chegada da maturidade sexual e muitos dos nossos sentimentos.

Embora esteja muito bem protegida no centro do nosso cérebro, é uma estrutura bastante sensível aos campos eletromagnéticos. A exemplo do efeito da luz, ela interrompe o processo de secreção de melatonina. Se você costuma ir deitar com o celular, tablet ou notebook, saiba que a insônia, fadiga, estresse e cansaço ao longo do dia pode ter ligação com a desorientação da pineal.

Quando usamos óculos, estamos certos de estar protegendo os olhos do sol, quando na realidade estamos escondendo a claridade da nossa pineal, também conhecida por "olhos da mente". O primeiro exercício do rito tibetano tem um alto impacto na saúde e no nível de energia, porque ajuda a regular nosso ritmo interno, respeitando o tempo estabelecido pela pineal e por fazer a religação com o universo e não mais com limites da mente.

O Rito Tibetano e o Fuso Horário

O desconforto do fuso horário ou *jet lag* é gerado pelo atraso do relógio interno ou no olho interno, a nossa glândula pineal. Imagine que bênção para os pilotos, aeromoças e comissários de bordo do mundo inteiro se livrar dos transtornos associados à diferença de fuso? Os problemas causados pela mudança brusca no sono durante as viagens causam insônia, irritação e até mudança repentina de humor. Ao se deparar com um passageiro bravo em algum aeroporto, cena muito comum nos picos de final de ano, com o saguão abarrotado de gente, leve em conta que ele pode estar sob efeito de *jet lag*.

O Rito Tibetano e *Boom* na Energia

A prática de girar cria uma corrente elétrica e aumenta a energia dentro das células. Ao receber essa corrente, a mitocôndria (nossa fábrica de energia) aumenta a atividade das membranas celulares, elevando a energia no nível celular imediatamente. Você sente o aumento de energia duas ou três vezes de forma instantânea. Deixa de ser um carro motor 1.000 para ser uma Ferrari, porque se sente cheio de disposição.

O Rito Tibetano e a Felicidade

Ao girar, você melhora a função da glândula pineal. É ela que regulariza a produção de melatonina e serotonina, controla o ciclo menstrual, as funções metabólicas, dentre outras funções. A melatonina atua na preparação de sono. A serotonina, por sua vez, regula o humor, a motivação, a memória, a cognição e a concentração. O simples hábito de girar faz com que você se sinta mais feliz durante o dia e tenha um sono de reparador durante a noite. Para a vida moderna, cheia de estresses, o rito tibetano é melhor remédio antidepressivo e anti-estresse. Após girar, você sente alegre, motivado e cheio de ideias, como tivesse tomado uma injeção de ânimo.

Cérebro Trino e o Controle da Mente

O autoconhecimento é a chave para mudanças e *insights* importantes na vida. Não se pode lapidar o desconhecido. Você pode ter passado a vida inteira sendo enganado por sua mente. Imagine-a como um par de óculos capazes de interpretar tudo o que você vê no mundo. Alguém com medo de altura sente pavor, tremor ou fraqueza nas pernas ao olhar para baixo ou apenas ao pensar em cair. Outra, acostumada a aventuras, a saltar de paraquedas ou praticar montanhismo vai encarar tudo com a maior tranquilidade. Sim, uma dessas pessoas deixou-se aprisionar pela mensagem de medo enviada pelo cérebro.

Na década de 1970, o neurocientista americano Paul MacLean criou a Teoria do Cérebro Trino e dividiu o cérebro em três partes. A mais antiga é o tronco cerebral e o cerebelo, também presente no cérebro de répteis. Por isso ele é chamado de complexo reptiliano. Vamos chamá-lo de "jacaré", por ser a parte mais antiga do cérebro. A segunda parte é o sistema límbico, também presente no cérebro dos mamíferos.

Digamos que ele é um cachorrinho. Esse sistema rege o nosso comportamento. É o responsável pelo sentimento de atração, escolhas amorosas, sentimentos de insegurança, entre outros mais sutis. A terceira e última parte é o novo córtex, a sapiência, o "homem sábio", privilégio dos seres humanos. Também chamado de neocórtex. Vamos chamá-lo de "supercomputador". Graças a ele, você e eu desenvolvemos a capacidade da linguagem, incluindo a fala, a escrita e o pensamento lógico e organizado, tão essencial para o trabalho, nossas relações sociais e tantas outras habilidades.

Se pensarmos nesta divisão em três andares, o medo está no segundo andar. O cãozinho está com medo. Estes sinais são enviados pelas amígdalas como forma de proteção. O cérebro reptiliano e o novo cérebro atuam para proteger a sua vida, alertá-lo do perigo. Você está preso em algum ou em todos os andares. Se sente medo ou tontura está preso no primeiro andar. Medo e pânico, você está no segundo andar da sua mente. Um dia desses atendi uma paciente que estava sofrendo por um medo exagerado. O olhar dela, a respiração e todo o semblante confirmavam esse sentimento. Ela estava presa por uma falsa confirmação de que iria morrer. Mas seu medo não tinha fundamento. Ela estava no metrô bem lotado e ao chegar na estação, não conseguiu desembarcar depois de pedir licença a todos à sua volta. Passaram duas, três, quatro e somente na quinta estação ela se sentiu mal e entrou em pânico em meio a tanta gente. Pedi a ela para reviver essa cena mentalmente. Ela relatou sentir novamente os sentimentos e sensações daquele momento. Instruí a paciente a olhar aquela experiência de uma outra forma.

Utilizo técnicas muito simples e eficientes para isso. Nesse caso, pedi que imaginasse, de olhos fechados, um ser do futuro etéreo, capaz de deixar o metrô pelas frestas das portas e pelas janelas. Enviamos essa mensagem para a mente e, com ajuda da imaginação, ela conseguiu entrar e sair várias vezes daquele local. A sua sensação foi de alívio. Quebrou a falsa ideia de morte. Ela convenceu a mente de que aquilo não existia. Uma outra paciente tinha ainda medo de dirigir. Eu pedi a ela que imaginasse o carro como um fogão. Fizemos por três vezes, na imaginação, o percurso dela saindo de casa e indo ao supermercado, nos mínimos detalhes.

Depois da terceira tentativa já estava confiante ao volante. Acompanhei-a nessa aventura e depois de 12 anos sem dirigir ela finalmente conseguiu controlar a própria mente. Medo e pânico são sentimentos de prisão mental. Basta trazer as situações para o terceiro andar para ser liberto. O novo córtex vai processar e corrigir o que podemos também chamar de mentira mental. Lembre-se: a mente pode mentir.

Como Desativar o "Modo" Medo-Pânico?

É comum, ao estar preso numa mentira mental, em um cenário de medo e pânico, ter sensação de desmaio, queda de pressão, tremor nas pernas e a sensação de perigo iminente ou morte. Respirar profunda e lentamente é o primeiro passo para dominar a situação e reverter este quadro. Respirar é a tarefa da parte mais antiga do cérebro, o jacaré (cérebro reptiliano). Ao retomar o domínio da respiração, você controla o sistema simpático. Na China existem pontes de vidro e mesmo as pessoas mais corajosas entram em pânico quando se veem pisando sobre o piso transparente e enxergando o abismo embaixo delas. Para piorar, algumas delas têm um efeito de "trincar" à medida que a pessoa pisa. O piso é seguro, mas foi feito para passar falsa sensação de morte.

Respire corretamente – Inspire profundamente. Segure o ar e conte até três. Expire devagar. Repita várias vezes até modificar a sua respiração e vai acalmar o jacaré, o cachorrinho, e você vai conseguir sair do modo pânico.

Já fui bem medroso. Quando minha filha era pequena, por volta dos seis anos de idade, aventurei-me em esportes radicais e sentia muito medo. Ela me desafiava, por exemplo, a praticar arborismo. Ela queria ver se o trajeto era seguro ou perigoso e como seria a minha reação e superação nos trechos mais difíceis. Eu subia e caminhava a 30 metros de altura acima do chão. Ao sentir medo, chegava a suar frio, mas respirava fundo, evitava olhar para baixo e me concentrava apenas nos meus pés para pisar de forma segura. Ao mudar a respiração, você acalma os dois primeiros andares (jacaré e cachorrinho) e organiza o raciocínio do supercomputador. Além de arborismo, também fazíamos rapel na cachoeira, o mais difícil. A minha filha queria desafiar ao máximo sua coragem. Mas, antes, queria ver o pai como herói. Ela contribuiu para construir esse herói que, na verdade, nunca existiu!

Certa vez, dirigindo numa estrada a 100km/h, senti um bicho dentro da minha camisa, na altura do pescoço. Percebia ele se movendo, mas mantive a concentração na estrada. Não olhei para ver o que era. Apenas o peguei calmamente, abri o vidro e joguei para fora. O raciocínio ajuda a salvar sua vida. Acredito que muitos acidentes fatais aconteçam nas estradas por conta do pânico em situações inesperadas como essa.

Você no Comando

Você está no meio do trânsito caótico e sente vontade de tomar água. Dentro do carro não tem água e sua sede terá de esperar até você sair do congestionamento e parar em um lugar seguro para comprar água. Caso você cedesse ao instinto do cérebro reptiliano, deixaria o carro ali parado e sairia em busca de água, sem se preocupar com o transtorno causado por essa atitude.

Para evitar esse tipo de situação, aprendemos a controlar as reações primitivas e fomos evoluindo. Você passa um pouco de sede e consegue aguardar até encontrar água.

O sistema límbico é o campo do cérebro responsável por nossas emoções e aprendizagem: ele é o "pai". Existe nele um sistema de ação e recompensa. A cada ação prazerosa o sistema límbico libera serotonina para aumentar sensação de prazer. Quanto mais você dá, mais ele quer. E isso pode se tornar viciante. É normal sentir desejo por comida e por sexo. Mas sempre que perdemos o controle da situação e agimos de forma primitiva, deixando de lado a inteligência emocional, é o cérebro mamífero, o "cachorro" é quem está no comando.. Mas quem paga a conta de todos os seus atos impensados é você: cérebro computador. Treine a sua mente para quebrar o condicionamento cerebral e passe a comandá-lo. Jamais o contrário. O princípio para isso é mudar o mecanismo de ação, o ciclo vicioso da recompensa. Foi assim que aprendi a controlar a minha mente. Escolha cinco atividades que você goste e alterne-as, pule de uma para outra mesmo sem concluí-las, como num treino de desconcentração. Dessa forma você obriga os neurotransmissores a migrarem de uma parte do cérebro para outra e ganha mais agilidade para mudar de atividade. Com essa prática você terá força para desligar as tentações e melhorar a concentração. Posteriormente podemos usar os frutos desta prática para controlar nossas emoções negativas.

Vamos a um exemplo prático. Você decide fazer uma dieta com restrição de açúcar, mas o seu desejo de comer doce é constante. Para tentar desviar do seu desejo, você tenta ler um livro ou ouvir uma música. Enquanto isso, você sabe que há um chocolate na geladeira. Você consegue resistir ao chocolate e se concentrar no livro? Parte do seu cérebro quer a dieta: é o nosso córtex, o nosso "supercomputador". Parte do seu cérebro quer comer o chocolate: é a parte emocional, como o "cachorrinho". Você precisa controlar esse "cachorro" e não comer o chocolate. Esse controle é como um adestramento dentro do seu cérebro. O "jacaré" causa pânico. O "cachorro" causa vício, transtorno e obsessão. O homem que não tem domínio do cérebro emocional. Age, muitas vezes, de forma parecida a de um animal. A sociedade civilizada serve justamente para educar esse lado "animal".

O verdadeiro herói não é quem consegue dominar os outros. A proeza está em dominar a si mesmo, superar e evoluir a cada dia. Vencer obstáculos. Ao mergulhar na busca por autoconhecimento, aos poucos, é possível identificar nossas fragilidades, nossos pontos fortes e fracos. Consideramos iluminado quem é capaz de alcançar o controle da própria mente e do corpo. A libertação da mente é um caminho para a iluminação. Por meio da expansão da consciência você se torna mais atento e naturalmente mais próximo de Deus. É um fenômeno muito curioso e intrigante. Ao se dar conta da enorme capacidade de controle do seu corpo, você passa a sentir como se fôssemos um pequeno deus. Uma pessoa evolui muito ao conseguir abandonar o alcoolismo e o tabaco. Compreender com a mente e com o coração a importância da mudança é o que nos faz expandir a consciência. Tomar consciência é ponto de partida para a transformação.

Depois de anos acostumado a agredir a esposa, por exemplo, um marido começa a ser cobrado pelos filhos a mudar de comportamento. Ele se dá conta da perversidade cometida contra sua companheira, mãe dos seus filhos. Esse despertar é o início de uma vida renovada, da lapidação interior. Um mundo mais humano se faz com pessoas melhores. Essa é a minha crença e minha luta diária.

Estabeleça Sua Idade Virtual

No âmbito celular a idade não existe. Tudo se renova o tempo todo. Se nos ferimos, bastam sete dias para cicatrizar. A cada sete dias temos uma pele nova e cada três meses a unha muda. Nosso sangue se renova a cada quatro meses e os neurônios, a cada 180 dias. Neste processo, o mais lento é o osso: nove anos. Podemos dizer que somos sempre jovens. Ninguém tem sangue de 20 anos, muito menos de 50 anos.

A terra leva um ano para dar uma volta em torno do Sol e há muitas pessoas presas mentalmente por assimilar esse tempo como envelhecimento. Se você quer pausar o tempo a seu favor no quesito "idade", livre-se da idade mental e mire numa idade virtual. Seja 25, 30, 40 anos ou aquela com a qual você se sentir bem. A mente precisa ser exercitada. Aprender uma língua estrangeira pode ser uma boa prática ou até mesmo copiar a bíblia. Torne-se voluntário de algum trabalho de valor social. Uma atividade coletiva onde você exerça um papel e se sinta útil. Passear no shopping, por exemplo, está longe de ser uma atividade social. Nesse caso, muito mais sociável é ficar em casa. Mas reunir um grupo de amigos em sua casa, preparar uma comida gostosa e passar horas rindo, conversando e contando histórias é um excelente programa de socialização.

Embora os tempos modernos e as redes sociais conspirem a favor do isolamento, conviver é uma prática necessária e muito saudável em todas as idades. E não há nenhuma outra atividade que substitua o prazer dessa prática.

Há pessoas aparentemente muito mais jovens que outras, embora tenham a mesma idade. A atriz Susana Vieira é uma delas. Para mim, é um exemplo de alguém que se desvencilhou da idade impressa no registro de identidade. Suzana tem 76 anos, mas uma jovialidade de 25 ou 30 anos, no máximo. A atriz consegue se manter bonita, com alto astral e cheia de energia. Bruna Lombardi e Silvio Santos também entram na lista dos que resistem à ação do tempo porque suas mentes são libertas de prisões.

Essas pessoas são capazes de aparentar 30 ou 40 anos de idade a menos. Quando se libertam da prisão mental, sentem-se preparadas para fazer o que os jovens gostam de fazer: trabalhar, divertir-se, vestir-se de uma forma igualmente jovem, aprender continuamente e aproveitar a vida com alegria. Todos eles praticam exercício físico e mental até mesmo por exigência da rotina de trabalho. Estudam continuamente para manter a mente lúcida e a memória sempre ativa.

A questão não é o medo de envelhecer, mas como manter a saúde perfeita. Minha mente não entende parâmetros como pressão normal, sangue normal, glicose baixa, por exemplo. Mas entende quando eu falo "eu tenho 30 anos" e, em seguida, atende a essa ordem. Essa é a idade virtual!

Multifoco para Controle da Mente

Desenvolvi uma técnica para mudar rapidamente de foco e ganhar produtividade e agilidade cerebral. O princípio básico é 'chavear' o cérebro de uma atividade para outra, com rapidez. Normalmente existe uma demora, de pessoa para pessoa, podendo variar de 10 a 30 minutos. O ideal é conseguir isso de 1 a 5 minutos. Na academia essa mudança de foco acontece naturalmente, seguindo as repetições de cada exercício dentro de uma série.

Imagine que você vai pegar uma estrada e dirigir por 1 hora até chegar ao seu destino final. Mas existe um atalho capaz de te levar ao destino final em apenas 30 minutos, com a mesma segurança e por uma pista boa. É mais ou menos isso que você precisa aprender. É ensinar o seu cérebro a refazer a rota pelo trajeto mais curto possível, reduzir ao máximo o delay mental na mudança de uma atividade cerebral para outra. Uma situação comum é o cérebro te fazer procrastinar o que você precisa fazer, por não lhe trazer prazer imediato. Ir à academia naquele dia preguiçoso, estudar para aquela disciplina chata, fazer uma faxina nos armários, limpar a caixa de e-mails e outras coisas do gênero. Não temos aqui uma lista assim tão prazerosa de afazeres, mas são tarefas necessárias.

Por mais que você adie, uma hora terá que fazer. Não apenas você, mas seu cérebro precisa ser convencido disso e só você pode dar a ele o comando. Por mais prazerosa que seja a atividade, é preciso estipular a hora de parar.

Você saiu com os amigos e por ceder ao instinto primitivo perdeu a noção da hora. Já é quase de manhã e você não terá tempo para descansar entre o lazer e a hora de ir para o trabalho. Típica situação em que o cérebro emocional (o sistema límbico, o qual representamos com um cachorro) está no comando e não você. Saia de casa com hora para voltar e mantenha o foco. Isso vai te poupar de muitos problemas e prejuízos em todas as áreas de sua vida. Você escolheu ver um filme à noite. Antes, vai ao supermercado e compra chocolate, sorvete e pipoca porque tudo isso combina com o programa. No dia em que decidir assistir apenas ao filme e comer pipoca ou não comer nada durante o filme, sua mente vai se acostumar a esse novo comando. Você já viu uma carroça puxando um cavalo? Não! Sua mente é o cavalo e suas vontades, a carroça. Nela, você carrega o que quiser. Mantenha as rédeas curtas e leve o cavalo para onde quiser. Afrouxe-as e ele vai te levar, sabe-se lá para onde.

Dois meses é tempo suficiente para treinar o controle de sua mente. No início, você pode sentir até dor de cabeça ou outra reação de desconforto, mas deve insistir. Dessa forma o novo foco também cria alegria em seu cérebro. É para ele uma renovação, o contato com uma novidade. Estar no controle da própria mente é uma libertação, é saber gerenciar sua inteligência.

Multifoco para Concentração

"Eu consigo fazer várias coisas ao mesmo tempo e muito bem". Não é verdade! Não dá para se desdobrar em várias tarefas e realizar todas elas com a mesma qualidade de uma por vez. Há estudos científicos comprovando essa teoria. O celular, por exemplo, virou o objeto de maior desejo. O foco no aparelho é vicioso e a maioria das pessoas não consegue mais desgrudar dele. É comum vê-las mexendo no celular durante as refeições, enquanto conversam, no semáforo e até enquanto caminham na esteira da academia.

Seria um jeito de aproveitar melhor o tempo? Não quero demonizar o celular. De forma alguma. É uma invenção muito útil. Mas devemos reconhecer que os excessos têm roubado a energia, a qualidade das relações conjugais, familiares e, em muitos casos, prejudicado a produtividade, qualidade e eficiência no trabalho.

A dificuldade de concentração é a causa de muitos fracassos e insucessos. Pense em um projeto, um sonho antigo engavetado. Por que você ainda não conquistou aquilo que tanto deseja? Sem medo de errar, acredite! Faltou foco. Apesar do cenário negativo, o homem por trás da história do filme "À Procura da Felicidade" sabia o que queria e onde pretendia chegar. Não importa qual atividade. É preciso estar inteiro nela. Para isso, você precisa saber qual seu foco. Uma vontade firme e determinada derruba qualquer cenário desfavorável.

Meu Cérebro e Eu

Eu tinha apenas dez anos quando pratiquei pela primeira vez o controle da mente. Na época, não sabia, de forma consciente, o que estava fazendo. Hoje percebo o quanto aquilo foi surpreendente. Lembro de tudo com riqueza de detalhes. Meu pai precisou ser internado e fui junto para cuidar dele. Mesmo medicado, ele sentia muita dor e me pedia para eu sentar em sua barriga porque aquilo trazia um certo alívio. Dentro do pronto-socorro, pessoas indo e vindo, muitas delas gemendo de dor, e eu sentado sobre o estômago dele. Ali, em meio ao cheiro de remédio, de urina e de outras coisas nada agradáveis, encontrei um jeito de apoiar meu caderno no joelho dele e fazer minhas tarefas.

Os médicos e as enfermeiras ficaram admirados com aquela cena. Um deles perguntou: "Ô moleque, como você consegue se concentrar aqui?". Ele se referia ao cenário totalmente impróprio para o que eu estava fazendo. Havia muito barulho no ambiente. Respondi, educadamente, que aquilo era algo fácil para mim. Naquele instante me dei conta de ter feito algo incrível. É extraordinário eliminar o ruído à sua volta e manter o foco e a concentração. Já há alguns anos, existem inúmeras ferramentas para ajudar os adultos nisso. Mas eu era apenas uma criança e já tinha essa habilidade.

Essa facilidade me ajudou muito na escola. Eu lia um livro por semana, enquanto a maioria dos alunos levava um mês, no mínimo. Quanto mais eu lia, maior se tornava minha capacidade de raciocínio, memorização, interpretação e foco. Tornava-me cada dia mais inteligente e rápido. Com o alto rendimento nas tarefas, sobrava muito tempo para fazer outras coisas. Comecei a me interessar e estudar os conteúdos das séries seguintes e a me destacar, já nos primeiros anos da escola, e a despontar entre os melhores nas olimpíadas de Matemática, Física e Química. Aos

15 anos concluí o segundo grau. Aos 16 já estava ingressando na faculdade. Algo fora do comum para a época. Eu me tornei não apenas um estudioso, mas desenvolvi um método próprio para aprender e avançar rapidamente nos estudos. Desde criança tenho sede de aprender.

Você Pode Bloquear a Dor Pelo Controle da Mente

O controle mental melhorou minha concentração e me ajudou muito a lidar com a fome, o sono, a tristeza; me ajudou até mesmo a bloquear a dor, uma das coisas mais importantes deste aprendizado. Muito cedo comecei a prestar atenção no que era bom para mim. Dar importância ao que era realmente bom. Se você não gosta de determinado programa de televisão, não vai assisti-lo. Eu fazia isso com a dor. Me desligava dela. Não dava tanta importância. Lembro de um episódio marcante sobre isso, ainda adolescente.

Quando levava uma queda de bicicleta e ralava os joelhos e os cotovelos, sangrava e doía bastante. Não me lembro de ficar ali no chão chorando à espera de socorro. Eu simplesmente colocava um pedaço de papel em cada ferimento. O curativo improvisado escondia o ferimento, impedia de sangrar e eu me concentrava em outra coisa. Ia estudar e esquecia completamente da dor. Incrível, mas só voltava a doer no fim da tarde, quando eu terminava o estudo.

Ao revisitar esses momentos da minha vida, observo como nós, adultos, deixamos de lado as inúmeras capacidades e virtudes de criança. A criança cai, machuca e o mais comum é levantar e sair correndo. Cresci aprendendo a me levantar rapidamente. Com isso, fui me tornando mais forte, ganhando mais capacidade para lidar com as contrariedades e frustrações. Tive uma infância pobre e enfrentei muita dificuldade. Aprendi a me virar sozinho e a não ficar parado olhando o tamanho e a complexidade do problema. Aprendi a mudar o foco e me concentrar em outra coisa, a gastar energia na solução. Essa capacidade me livra, todos os dias, de muitos aborrecimentos e faz meu tempo render. Quando você domina a sua mente, domina sua concentração e torna muito mais eficiente tudo que fizer.

Aprender é Fácil

Aos nove anos de idade uma criança já tem a mesma inteligência de um adulto. A partir daí o cérebro não cresce mais. Só precisa ser estimulado. O autocontrole e a concentração me ajudaram a desenvolver um método para estudar e aprender com facilidade, mesmo os conteúdos mais difíceis. Lembro-me que uma vez, ainda pequeno, pedi ajuda da professora para tirar uma dúvida de matemática e ela não respondeu. Passou uma semana, insisti e ela alegou falta de tempo. Eu percebi que ela não sabia, mas não queria me dizer isso. Eu pensei: E agora, José? Não sabia a quem perguntar.

Comecei a procurar na biblioteca e descobri que poderia aprender sozinho e passei a enxergar a professora como GPS, uma facilitadora da minha aprendizagem. Se sou guiado pelo aplicativo não aprendo o caminho. Se descubro o trajeto sozinho, nunca mais esqueço, com a vantagem de encontrar vários caminhos para me levar ao destino. A mente responde positivamente quando do registra seu empenho em buscar conhecimento.

É muito útil se tornar um autodidata nos estudos. Aos dez anos me tornei figurinha conhecida na biblioteca da China e costumava emprestar vários livros de uma vez. Eu escolhia um livro e abria numa página do meio. Se eu entendesse a linguagem naquele ponto da obra eu levava. Se parecia fácil, eu tinha uma atitude até arrogante e pensava: Esse livro não foi escrito para mim.

Mesmo os grandes autores. Se eu compreendia, me interessava. Com esse método, conteúdos programados para seis meses, eu terminava em um mês. Aprendia muito rapidamente e minha mente foi ficando cada vez mais treinada e eficiente. Eu ia à escola para tirar dúvidas. A partir dos nove anos de idade a criança tem capacidade para buscar ela mesma as respostas. Hoje, sou capaz de criar e aperfeiçoar muitos métodos de tratamento e protocolos. Não olho para o problema, busco a melhor solução. Se eu consegui, você também consegue. Sempre existe algo para ser resolvido, basta não ter medo de ousar. Não se contente em ser mais um "normal" se você pode explorar inúmeras capacidades do seu intelecto.

Ter foco e disciplina para estudar sozinho pode mudar a sua vida; te fazer chegar no mais alto dos seus sonhos. Se você tem um vestibular ou um concurso para enfrentar, esforce-se, estude, mantenha seu foco e objetivo. Enquanto você está brincando, alguém está estudando e vai te superar. Esse método vale para tudo que você desejar. O acrobata francês que atravessou as Torres Gêmeas caminhando num cabo de aço passou dez anos estudando e treinando de várias alturas como fazer aquilo. Na China, não tínhamos quase nada. Nem papel para fazer anotações. Mas graças a Deus tinha biblioteca pública. Eu mudei a minha vida quando aprendi a estudar sozinho e entender que os livros estavam lá, bastava ir buscá-los.

Emoção Sob Controle

Sempre gostei de animais. Quando estava no segundo grau eu tinha uma coelha. Era uma diversão para mim. Eu sentia muito prazer em ir na floresta que havia perto da nossa casa e colher ervas para alimentá-la. E usava esse tempo para decorar palavras em inglês. A cada dois meses minha coelha dava entre cinco a seis filhotes. Eu vendia os bichinhos para comprar meu livro de exercícios. Minha mãe não tinha dinheiro para comprar os livros para o vestibular.

Uma semana antes do vestibular minha coelha ficou doente e morreu. Fiquei muito triste. Chorei muito. Eu experimentei ali a minha grande perda. Foi como se tivesse perdido o amor da minha vida. Eu estava vivendo um momento de profunda tristeza e desolação. Nada me consolava. Mas a apenas uma semana para as provas, se eu ficasse ali chorando, não ia conseguir passar no vestibular. Havia feito tanto esforço. Mesmo com o coração doendo, sentindo a sua falta, precisava levantar a cabeça e seguir adiante.

Então pensei: Eu posso chorar apenas um dia? Uma hora? Eu posso chorar apenas em 10 minutos? Eu chorei apenas em 10 minutos, bem chorado e pronto. Respirei fundo, lavei meu rosto e parti para o estudo. Afinal, a coelha me ajudava estudar. Ela ficaria mais feliz se eu entrasse para a faculdade. Minhas lágrimas não iam trazê-la de volta. Com a ajuda da minha racionalidade, consegui controlar minha emoção. Para muitos, a leitura pode ser frieza. Mas não é. Eu decidi tirar o foco da dor e caminhar em direção ao meu sonho, ao meu objetivo. Eu era apenas um jovenzinho, mas foi um exercício profundo de controle mental. Exigiu de mim uma boa dose de maturidade.

Eu não me tornei um psicopata sem emoção ou um robô. Eu continuo sensível ao que me causa tristeza, mas adquiri um certo controle emocional. Imagine receber uma bronca do seu chefe e por isso você para o trabalho e chora o dia inteiro?

Nada torna a gente mais forte que o controle das emoções. Não me refiro a fingir que não está magoado ou engolir tudo sem reclamar. Mas raciocinar com calma e clareza. Saber dar o devido peso a cada coisa, organizar os problemas por ordem de importância. Quantas "coelhas" eu ainda teria de perder ao longo da vida? A perda faz parte da vida. Chorar faz parte, mas quanto mais cedo conseguir secar as lágrimas e ir à luta, melhor para você, em todos os sentidos. Ao me tornar adepto da meditação, após alguns anos de prática, conseguia entrar em estado meditativo naturalmente. Algo muito surpreendente. Preciso de apenas alguns instantes para aquietar a mente e zerar as ondas cerebrais.

Ao entrar em estado meditativo, você acalma o corpo e a mente. Em 2014 fui a Orlando, no estado norte-americano da Flórida. Na cidade tem um prédio construído de cabeça para baixo, como se tivesse sido mudado de posição durante um terremoto. Dentro dele existe um jogo da mente, um aparelho para medir as ondas cerebrais. São duas pessoas no jogo. Vence o jogo quem tem menos atividade cerebral. Estávamos num grupo de sete amigos. Desculpem-me, mas eu venci todos eles. Depois eu olhei nos painéis de registro e as minhas ondas cerebrais estavam zeradas. Como poderiam me vencer? Foi uma cena incrivelmente interessante e inusitada.

Minha filha gritou:

— Pai, você virou um robô!

— Não me tornei um robô, filha. Apenas aprendi como controlar a mente. Posso desativar esse controle a qualquer momento, se eu quiser. Esse treinamento é extremamente útil para quem quer passar em um concurso, vestibular ou precisa aumentar o poder de concentração. Quando você está no comando, a mente obedece. Pode parecer complexo, mas é simples. Exige apenas treino.

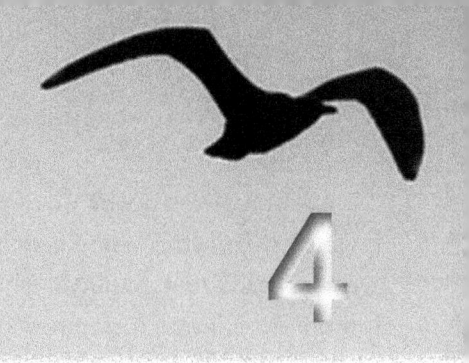

"Você Perfeito" e o Amor Universal

Dou início às minhas palestras sobre libertação da mente pedindo à plateia para relembrar o momento mais feliz de suas vidas e reviver essa felicidade. As pessoas entram no filme da própria vida, em câmera lenta. Eu brinco porque nessa hora, ao trazer para o presente aquele momento feliz, elas mostram o sorriso de uma pessoa que acabou de ganhar na loteria. Esse momento eu chamo de **"Você Perfeito"**! A melhor versão de si mesmo. O encontro com a felicidade.

Ao voltar ao filme, você emite uma vibração muito forte de amor universal. Uma amorosidade sem qualquer pretensão de receber algo em troca. Você está feliz sem ter feito nada fisicamente. A sua mente fez tudo. As pessoas ao seu redor vão ser tocadas por sua vibração amorosa e incondicional. Somos criaturas do mesmo universo. Produto do mesmo fabricante. Crianças de um mesmo berço. Seja planta, cachorro, gato, pássaro ou peixe, compartilhamos a mesma cadeia de aminoácidos. Até as pedras, os metais e outras matérias inanimadas podem sentir nossa vibração.

Somos todos poeira de estrela. Sim! Depois de analisar 1.500 estrelas, os astrônomos concluíram que os seres humanos e os astros brilhantes possuem 97% do mesmo tipo de átomos. Antes desta descoberta, o astrônomo Carl Sagan já acreditava nisso.

Essa técnica é ideal para você usar quando chegar a um lugar desconhecido, diferente do seu convívio, de língua e costumes diferentes. Ao emitir vibrações de amor universal todas as pessoas serão impactadas por esse sentimento. Concentre-se no momento **"Você Perfeito"**! Isso vale antes de uma entrevista para um novo trabalho, de uma conversa difícil com o chefe, com seu futuro sogro e sogra ou mesmo em seu namoro.

Na verdade, você está em um estado meditativo de amor. É algo tão divino e poderoso a ponto de "desarmar" um assaltante da intenção de te fazer mal. Ao se deparar com sua energia de amor universal e incondicional, ele poderá imaginar você como alguém próximo; amigo da mãe ou do pai dele, por exemplo. O assaltante não sabe, mas pode sentir essa energia amorosa. A vítima não pode vibrar o amor. Quem vibra o amor certamente é alguém que ele conhece.

No estado meditativo de amor, ficamos mais bonitos e atraentes, ao iluminar o mundo à nossa volta. Nosso campo áurico se expande e irradia luz. Se você entra numa loja do shopping em estado meditativo de amor, mesmo estando vazia, rapidamente ela enche. As pessoas são atraídas por sua energia. Já aconteceu contigo de chegar em um lugar vazio e, de repente, aparecer gente de todos os lados? Ótimo! É sinal de que a sua energia está vibrante e positiva. O que você traz em seu mundo interior tem total impacto na sua vida e no seu grau de contentamento. O mundo exterior não está muito bem. Tem violência, terrorismo, guerra, corrupção e tantas outras coisas ruins. Sobre elas não temos controle. O mundo interior é construído com nossos pensamentos.

Se você tirar uma foto dele agora o que vai aparecer? Tem flores? Tem música, esporte, amor, perdão, tolerância religiosa? Essa construção depende apenas de você. Comece a apreciar as flores, a música, ler conteúdos construtivos, aprenda a amar. Imagine que seu mundo interior é uma grande sala do seu reino e cabe a você decorar e mobiliar. Assuma seu poder de rei e rainha e coloque dentro do seu mundo interior tudo aquilo que te faz feliz.

Certa vez, recebi um paciente em meu consultório em busca de tratamento para doença de Peyronie, uma doença causada por uma lesão peniana, que deixa o pênis torto. Segundo a esposa, ele só pensava em sexo. O excesso causou o dano. Perguntei a ele se gostava de música, teatro, esporte e outras coisas. O paciente admitiu que, além do sexo, nada mais o interessava. O mundo interior dele estava pobre. Limitava-se ao sexo. Tudo o que você vive é uma projeção do seu mundo interior. Se você nunca cuidou do seu mundo interior, ele está abandonado e, provavelmente, sua vida está sob o comando de alguém. Você precisa assumir o trono do seu reino imediatamente. Construir seu mundo interior com flores, música, harmonias, amor, compaixão e perdão. Comece uma atividade por vez. Vá se dedicando a diferentes atividades. Mude positivamente sua vibração interior para melhorar o mundo ao seu redor.

Proteção Pessoal e Espiritual

Somos afetados pela energia das pessoas e dos ambientes e nem sempre nos damos conta dessa interferência negativa. A composição do nosso corpo é 70% água. Ela pode ser concentrada pelos campos magnético, elétrico e energético e sofrer alteração quando em contato com ambientes sugadores de energia. Isso pode acontecer em igrejas, hospitais, cemitérios e necrotérios porque esses lugares acumulam energia negativa. Neles ficam registrados o choro, a dor da perda, o sofrimento das pessoas, as vibrações ruins. A igreja, embora seja um bom lugar, atrai frequentadores mergulhados em problemas que deixam o campo vibracional negativo. Não estou dizendo para você não ir a esses locais. É preciso apenas estar consciente do quanto eles podem te afetar. Um método eficiente de proteção é entrar no estado meditativo **"Você Perfeito"**. Por um instante, deve desligar-se do mundo externo, concentrar-se em um evento feliz do passado e vibrar com ele.

Além da energia do ambiente, as pessoas interagem também. É provável que você já tenha se sentido fraco ou desvitalizado ao se aproximar ou passar um tempo na presença de algumas pessoas. É comum nesses casos o uso da expressão "sugar ou drenar" energia. Pessoas reclamonas, insatisfeitas com a vida e sempre prontas para criticar costumam causar esse mal-estar. Da mesma forma, as que se sentem sempre superiores a tudo e a todos, também conhecidas como arrogantes, são sugadoras de energia. A lista é longa.

Os profissionais que lidam todo o tempo com os mais variados tipos de pessoas e energias à sua volta – dentistas, médicos, enfermeiros, assistentes sociais, entre outros – estão muito sujeitos a se sentirem esgotados energeticamente. A melhor proteção para lidar com pessoas negativas é jamais entrar no jogo delas. Não critique ou discuta com alguém se você não quer trocar energia com ela. "Talvez você tenha razão" é sempre uma frase sábia nessas situações.

Há outras formas para afastar energia negativa e aumentar seu poder de autocura.

1. **Osmose energética** - Quando você convive com uma pessoa sempre absorve um pouco da energia dela. É como misturar café com leite. É bastante comum nos deparamos com pessoas acostumadas a reclamar da vida. Basta perguntar a ela como vai o dia que ela começa a desenrolar uma lista de fatos e histórias tristes. Sua aura é imediatamente impactada com essa vibração ruim. Podemos

chamar isso de "osmose energética". O café ficou mais branco e o leite ficou mais escuro. Medite um pouco **"Você Perfeito"** para dissipar essa energia e retorne ao seu estado normal.

2. **Autocura** - O estado meditativo é muito eficiente se você adoecer. Concentre-se em um momento de felicidade já experimentado. Todas as noites antes de dormir medite **"Você Perfeito"** como caminho para a autocura. As células vão se lembrar da sua vibração naquele momento e isso vai ajudar em sua recuperação. Por isso é tão comum que pacientes em estados gravíssimos e inconscientes tenham uma evolução clínica quando parentes conversam com eles, como se estivessem acordados. Transmitem amor, carinho e falam de coisas boas. Esses sentimentos são registrados pelas células e transformados em estímulo positivo.

3. **Tomada de decisão** - Ter dúvidas é próprio do ser humano. Tomar uma decisão correta significar mudar a sua vida para melhor. Mudar de cidade, emprego, comprar um casa: você não pode tomar esses tipo de decisões em um estado mental negativo. Meditar o estado de **"Você Perfeito"** clareia a sua mente e ajuda você tomará a melhor decisão. Quando você está no estado de **"Você Perfeito"**, você está vibrando a felicidade, uma energia de amor, uma vibração divina. Você consegue enxergar o valor verdadeira das coisas. Assim, tomará a decisão correta.

4. **Suporte as circunstâncias.** O ambiente de trabalho pode, também, vibrar numa energia negativa. A demissão de um colega antigo na empresa, brigas entre sócios, dificuldades financeiras ou mesmo a disputa entre colegas deixam o ambiente desagradável, com uma vibração ruim.

Não precisa pedir demissão e sair correndo. Imagine-se cercado por cactos. Circule cuidadosamente para não esbarrar neles e se ferir. Aconselho o mínimo de interação no ambiente. Não critique. Não julgue. Não faça qualquer tipo de comentário negativo como apontar erros dos colegas, o aspecto decadente do lugar ou as regras. A energia negativa volta contra você. Por isso é tão importante criar harmonia com o ambiente. Enquanto tiver que permanecer nele, tenha uma atitude pacífica.

Mentalize:

> "Obrigado por estar aqui. Peço licença e respeito este campo de energia. Estou no lugar perfeito e no exato momento perfeito com a bênção divina. Obrigado, obrigado, obrigado!"

Em meu canal no YouTube, inúmeros internautas me perguntam se é possível mudar a energia negativa das pessoas. É uma pergunta interessante. A energia negativa é uma vibração mais densa. Essas pessoas falam sempre sobre doença, morte, problemas e conflitos. Um discurso basicamente de negatividade e estagnação. A energia positiva vibra em alta frequência. Tem vida! Podemos dizer que a energia negativa tem a ver com algo "parado" em você. Falta movimento. A acupuntura trata a estagnação ao ativar os meridianos, limpando pensamentos negativos e o excesso de preocupação. Uma atitude preventiva contra a doença. Tenho pacientes que há dez anos fazem tratamento preventivo comigo para manter a saúde mental, as emoções em equilíbrio e não adoecer. Manter a saúde em equilíbrio é o melhor plano de saúde que existe.

Em Tudo, Codifique o Amor

Um CD, em si, não passa de um pedaço de plástico. Esse plástico apenas ganha importância e diferencia-se por armazenar dezenas de músicas, audiolivros, palestras e outros conteúdos. O CD codificou as músicas dentro do plástico. Ouvir um bom CD pode te deixar feliz por mais de uma hora. Um pedaço de plástico jamais terá esse poder. A diferença entre eles é a informação.

A comida da vovó tem um sabor diferente não é mesmo? É feita com amor! Jamais o feijão do restaurante terá o mesmo sabor e aroma do feijão feito por sua mãe, namorada ou esposa. No restaurante, a comida é feita para o coletivo "sem rosto". No fogão de casa, o alimento é preparado por alguém que te ama e faz a comida pensando em você, colocando ali um tempero a mais: o amor.

Fazer com amor faz toda diferença em tudo aquilo que você fizer em seu dia a dia. O amor é a mensagem. É a música do CD! Você pode abençoar seus produtos com amor, com oração, desejando que todas as pessoas sejam felizes ao tocá-los. Eu chamo esse processo de "codificação do seu amor". Não importa qual é o seu trabalho. Do eletricista ao engenheiro civil, do médico ao taxista, todos exercemos uma função importante no mundo.

Seja o seu trabalho ou produto um instrumento de Deus para abençoar as pessoas e torná-las mais felizes. Essa energia de amor contida nele traz boas vibrações para você. É uma chave de felicidade poder transmitir o amor divino, um poderoso instrumento para fazer o mundo melhor.

Seja uma joia ou um banquinho. Qualquer objeto pode ser uma semente de amor. Você vendeu um produto, ganhou seu dinheiro, contribuiu para a prosperidade da sociedade e também fez parte do amor de Deus! Um doceiro que dedica horas da sua noite preparando cocadas para vendê-las no dia seguinte e o faz com amor, estará entregando não apenas um doce, mas sua energia de amor e dedicação, porque a cocada é a maneira de sustentar, com dignidade, sua família. A vibração contida nesse alimento é diferente comparada aos doces feitos por equipamentos robóticos numa escala industrial. Quando se diz "produtos caseiros" a intenção é lembrar que foram feitos manualmente e estão codificados com o amor.

O Voo Inesquecível

Eu viajava em um avião de Dubai para São Paulo. Uma aeronave enorme, com dois andares. Só no primeiro andar havia uns 300 passageiros. Teríamos, pela frente, 15 horas de voo. Muito tempo. Eu queria transmitir o amor de Deus para cada passageiro. Embora eu quisesse, não poderia falar com todo mundo. Muitos não iam querer escutar e havia pessoas de todas as nacionalidades. Indianos, árabes, australianos, brasileiros, japoneses, chineses e outros que eu nem sabia de onde eram. Se eu meditasse atingiria apenas quem estivesse sintonizado comigo.

Fui ao banheiro e o encontrei muito sujo, molhado, com papéis espalhados pelo chão. Diante da cena, seria impossível usar o local sem antes limpar. E eu o fiz. Me veio a ideia de limpar os banheiros do avião. O que aconteceria? Eu atingiria todas as pessoas com a minha contribuição.

Imediatamente pensei: Posso transmitir o amor deixando banheiros limpos. Limpei todos. Um a um. Ficaram brilhantes e cheirosos. Durante 15 horas de viagem, todos usariam o banheiro, ao menos uma vez. E ao usá-lo poderiam sentir o amor de Deus. Rapidamente, a energia do avião ficou muito boa. As pessoas começaram a emitir energia de alegria. O ambiente ficou muito gostoso.

Ao passar no corredor, encontrei um adolescente sentindo-se mal, sentado no chão do banheiro com porta aberta. Justamente o que eu acabara de limpar e ainda com bom aroma. O jovem parecia estar com uma hipoglicemia, queda de açúcar no sangue. Ajudei-o a se recuperar apertando os pontos da acupuntura na cabeça e nas orelhas dele. Um comissário trouxe um cilindro de oxigênio. Depois de 5 minutos o rapaz estava bem. O comissário e o rapaz me agradeceram.

Comecei a procurar algo mais para fazer naquele avião. Eram muitas horas de viagem para ficar sentado, imóvel. Percebi que os comissários não davam conta de recolher todas as caixinhas de lanche deixadas na mesa dos passageiros. Peguei um saco de plástico e comecei recolher os lixos. As pessoas começaram a sorrir para mim, ao perceberem que eu era um passageiro e não comissário. Foi uma experiência muito divertida!

Quando a aeronave aterrissou cada passageiro foi para um canto do mundo. Não existe contato algum durante a viagem embora fosse longa. Eu consegui chegar a até eles com amor, silenciosamente, e fazê-los se sentirem melhores ao longo da viagem. Se você quer transmitir o amor de Deus precisa mostrar com atitudes. Dizer apenas não é o suficiente. Palavras podem ser muito bonitas e encantadoras, mas os exemplos são muitos mais inspiradores.

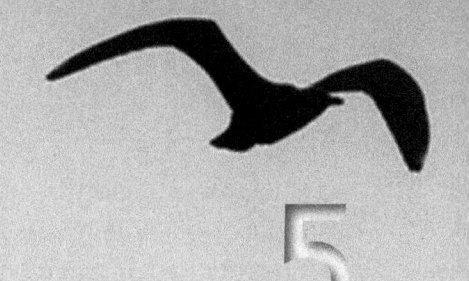

Mente Positiva, Vida Mais Feliz!

A autoestima é resultado das nossas colheitas. Cada vitória precisa ser comemorada de corpo, alma e coração para sua mente ampliar o banco de imagens positivas. Hoje, se a sua mente fosse uma conta bancária, como estaria o saldo? Positivo, negativo ou mais ou menos? Você precisa construir tijolo por tijolo. É um processo mental.

A mente registra muita negatividade. As experiências negativas geram emoções reativas-negativas. Se um adolescente convidar a garota que gosta para sair, por exemplo, e a resposta dela for "não", a memória trará de volta essa cena da próxima vez em que ele investir em outra moça. A mente não lança ações positivas em quantidade suficiente. Ela não é generosa conosco. Digamos que você se preparou durante sete dias para a prova e, após conseguir tirar uma nota alta, disse "ufa"! Nessa modesta comemoração sua mente registrou apenas 7 no placar que vai de 0 a 10, porque sua celebração foi acanhada. Seria leviano da minha parte dizer que apenas manter o pensamento positivo resolve, porque não é assim que funciona. É preciso extrapolar para inverter o registro mental negativo.

De preferência saia gritando "engole essa, biologia!", "eu consegui, professora!", "eu passei!". Grite, dance, faça muito barulho. A mente trabalha com imagens. Quanto mais e detalhadas, melhor! Nos sete dias segui, antes de dormir, você deve reviver a alegria dessa conquista e sua mente vai registrar 10 no placar. Você venceu! Não economize na comemoração.

O "rei do pop" Michael Jackson conquistou 13 prêmios Grammy, o Oscar da música. Outras conquistas de Jackson incluem 37 citações no Guinness World Records - incluindo uma como "Artista Mais Bem-Sucedido de Todos os Tempos" e 18 World Music Awards. Mesmo assim, Michael não era uma pessoa autoconfiante, tinha muito medo porque se via ainda o mesmo garoto "feio" de cinco anos de idade, rótulo dado pelo pai. O artista nunca se achou o "rei do pop", sentia-se triste e chorava de solidão. Esse é um dos fatos revelados de sua história.

O oposto dele é o cantor Roberto Carlos. Ao receber Grammy em 1989, atraiu os olhares dos fãs, trabalhou o psicológico interiormente e "vestiu" a coroa de rei, mantida até hoje. Atitudes como esta fazem grande diferença na vida. Roberto Carlos ficou bem mais feliz que Michael Jackson. Existe uma diferença cultural entre eles, mas agir com gratidão e alegria em cada pequena-grande conquista faz muito bem à autoestima. Em vez de comemorar os sucessos com os fãs, Michael Jackson se isolava com as crianças no *Neverland*, seu parque particular. A mente registrava essa estratégia como fuga, numa clara demonstração de que o sucesso não tinha impacto positivo em sua autoestima e autoconfiança. Autoestima tem a ver com o trabalho mental de cada um.

Drible a Ansiedade

Simular o futuro ajuda a superar a ansiedade, um sentimento criado pela mente. Vai além. Sua mente não confia o suficiente em você ou duvida da sua capacidade em razão de experiências negativas na infância ou mesmo recentes. Um exercício mental pode mudar esse padrão. Crie a realidade que você deseja, mentalizando a situação a ser enfrentada, seja ela qual for. Uma entrevista de trabalho, uma palestra, um encontro importante.

Deite-se em um lugar calmo, construa o cenário e vivencie o futuro. Ensaie mentalmente o que vai dizer, como vai dizer e imagine-se sendo assertivo, confiante e recebendo uma recepção calorosa e positiva da outra parte. Repita esse exercício no mínimo três vezes para armazenar em sua mente um placar de sucesso muito acima da ansiedade. Ao se deparar com a situação real, o nível de ansiedade terá diminuído de forma drástica e você vai observar o aumento da sua autoconfiança, autoestima e das chances de sucesso.

Um dos meus pacientes passou muito tempo internado e dependia de aparelhos para respirar. Em determinado dia, sentiu um forte desejo de respirar espontaneamente e pediu ao médico para retirar o respirador. O pedido foi negado porque ele não tinha condições para respirar sozinho. Diante da insistência, o médico retirou o respirador e ele então se deu conta da dificuldade de respirar sem aquela ajuda. Ele morreria sem ar. Convencido da ideia de respirar sem ajuda do equipamento, ele começou a treinar, mentalmente, a respiração. Depois de uma semana, ele conseguiu retirar o respirador. Todo e qualquer processo somente precisa ser executado três vezes para a mente aceitá-lo como verdade.

As Mentiras Que o Cérebro Conta

O que existe de verdade na frase "O Brasil é pior para crescer financeiramente do que os Estados Unidos, por isso estou infeliz"? Nada. Na pior das hipóteses, o Brasil é uma academia simples, com equipamentos um pouco sucateados ou ultrapassados, enquanto os Estados Unidos evoluíram em sofisticada modernidade. O resultado do treino depende da dedicação, de levar a sério os fatores ligados ao resultado. Na China, um brasileiro vê com normalidade acordar cedo e trabalhar sete dias por semana, porque seu objetivo é melhorar a condição financeira. Dificilmente ele aceitaria a mesma rotina no Brasil, ainda que a remuneração fosse a mesma. Seria um sofrimento ver os familiares e amigos de folga num domingo, enquanto ele trabalha. Temos inúmeros casos de pessoas que prosperaram no Brasil sem nunca ter trabalhado na China. Porém, se impuseram uma jornada de trabalho igual a dos chineses.

"Não emagreci ainda porque não encontrei a dieta perfeita." Mentira! Não existe uma dieta perfeita para todas as pessoas. É uma perda de tempo e de energia viver recorrendo a dietas "malucas" como a da sopa, da lua, da batata-doce com frango grelhado, da fruta. Você é único em um planeta de aproximadamente 7 bilhões de pessoas. Não existe cópia idêntica à sua. Coma pouco. Escolha bem os alimentos, preferindo os mais naturais e nutritivos. Não faça da comida uma fuga. Pratique atividade física para aumentar a liberação de serotonina e a sensação de bem-estar. Viva com amor. O ser humano já viveu e sobreviveu centenas de milhões de anos sem essas dietas caretas. É muito errado criminalizar o pão, um prato de macarrão ou até mesmo um doce. Deve-se consumir com equilíbrio carboidratos, proteína, fibra e gordura. Basta lembrar da comida da vovó. Essa é a melhor. De tudo um pouco, sem exagero e nada de criminalizar esse ou aquele alimento.

Ninguém gosta de mim. Mentira! As pessoas gostam sim, mas você ainda não percebeu. Cada um ama a seu modo. Todos, de alguma forma, estão próximos de nós por algum motivo. Tudo muda quando se olha para elas respeitando suas diferenças e valorizando o que elas podem nos ensinar. A vida é uma grande academia. Para uns, mais sofisticada e para outros, mais simples. Porém, se você souber trilhar o caminho olhando o que há de bom em cada experiência, em cada pessoa com quem cruzar, ao final tudo terá valido a pena. Nascemos numa sociedade e temos que aprender com ela.

A partir do momento em que você consegue deixar de se incomodar com a chuva, o vento, o frio e outras intempéries e passa a enxergar o amor em tudo isso, tudo muda com você e à sua volta. É infantil e egoísta pensar em amar apenas quem nos ama. Um bom começo para se libertar dessa mentira é sair do papel de vítima e parar de pensar que as pessoas não gostam de você. Tornamo-nos fontes de amor quando aprendemos a amar primeiro, para então sermos amados.

"Sou feio". "Sou feia". Na infância me fizeram acreditar que eu não era bonito. Cresci convencido de ser feio. Mentira! Você é lindo ou linda para quem presta atenção em você, em suas qualidades e te olha com carinho. Quando cheguei ao Recife, as crianças e moças me elogiaram dos pés à cabeça, literalmente. Elas diziam: "Liu, você é lindo em cada centímetro". Mesmo assim levei anos para acreditar que sou mesmo maravilhoso. "Feio ou feia" é um conceito muito relativo. A meu ver, feio é alguém sem educação, que não cuida do próprio corpo, grosseiro, frio ou indiferente. Feio é quem não tem amor ao próximo. Somos uma obra de Deus junto com nossos pais.

Uma vez ouvi uma criança de sete anos dizer que não basta se vestir como uma princesa, é preciso ter o coração de princesa e se comportar como tal. Vi tanta beleza nessa frase. A verdadeira beleza está em sorrir, ajudar os outros, amar, acreditar e tornar o mundo melhor. Você é linda ou lindo ao falar de Deus, dizer bom dia, agradecer, pedir perdão. Quando nos apaixonamos, rompemos esse limite e apoiamos esse amor na admiração, outro nome do amor. O sorriso, o humor, o caráter, a gentileza e tantas outras qualidades.

É preciso reavaliar o conceito de beleza muito além do padrão estético preestabelecido. Se a nossa beleza fosse medida pelo bem que fazemos aos outros o mundo seria ***muito melhor.***

A Técnica do Espelho

Uma dor física pode ter entre 20 e 100% de componente mental porque a mente é nossa sócia na mentira. Nesse caso, por proteção. Essa dor é conhecida também como "dor fantasma", um conceito errado porque ela tem dono: a mente. Certo dia, veio até a minha clínica uma paciente com bursite no ombro esquerdo, uma inflamação muito dolorida. Eu apliquei agulhas no local e na língua. A dor regrediu 70%. E os outros 30%? Simplesmente pedi para a paciente levantar o braço direito, que não dói. Codificamos o movimento. Isto é, ela fez movimentos em sequência para o cérebro registrá-los. Em seguida, repetiu o movimento e sugeri que imaginasse estar movimentando o braço esquerdo, para enviar mensagem ao cérebro. Denominei essa técnica de "espelho da mente". Faça isso três vezes até a mente registrar os três movimentos subsequentes. Ao erguer o braço esquerdo, a paciente não sentiu dor. Nessa técnica, a mente participou 30% no processo de cura.

Em outro caso, o fator mental impactou em 100% na cura. A paciente havia feito uma cirurgia no pulso direito há 20 anos e a dor não passava. Estranho, não? Recorri de novo à técnica do espelho. Pedi a ela para tocar o pulso esquerdo mentalizando o direito. Três repetições e, ao tocar o pulso operado, a paciente relatou não sentir dor. A dor que a atormentava havia duas décadas foi embora em 5 minutos. Isso não é mágica! Como diferenciar se a dor é real ou produto da mente? É difícil saber. Mas a dor física veio primeiro e a da mente, depois. Preciso alertá-los sobre a indústria da doença e seu alto poder de manipulação. Aliás, o doente é a pessoa mais facilmente manipulável. No século 19, praticamente toda população usava ópio, produto extraído da heroína e com efeito muito pior que o da maconha. A Guerra do Ópio, também conhecida como Guerra Anglo-Chinesa, foi um conflito armado ocorrido em território chinês, entre a Grã-Bretanha e a China.

A droga chegou a representar a metade das exportações britânicas para a China. Em 1839, o ópio se tornou uma séria ameaça à estabilidade social e financeira do país e à saúde dos soldados. A dependência química gerava grandes lucros aos países fornecedores. O governo chinês só conseguiu reverter a situação em 1842, com o Tratado de Nanquim, encerrando a primeira Guerra do Ópio.

De certa forma, para muitas pessoas, os medicamentos se tornaram um "ópio". Refiro-me à dependência medicamentosa e à resistência em adotar meios naturais de tratamento, entre eles o autoconhecimento e o poder da mente. As autoridades em saúde e o próprio Conselho Federal de Farmácia alertam para o aumento da automedicação e o uso de remédios entre os brasileiros, em especial analgésicos e os de tarja preta. Não quero me alongar muito nesse tema, mas reflita: qual a primeira coisa que você faz quando sente dor? Por que existem tantas farmácias?

A Mente Cria a Doença

A Medicina Oriental Chinesa traduz de forma simples o porquê das dores e das doenças. O corpo fala e nem sempre somos capazes de ouvi-lo. As mágoas, os ressentimentos e as dores emocionais podem afetar uma pessoa por muitos anos ou por uma vida inteira se não forem tratados. As doenças têm fundo emocional. Ao tratar um paciente faço questão de ajudá-lo a buscar na memória, em detalhes, quando aquilo começou. É no corpo que registramos todas as emoções. Positivas e negativas. "Fatiamos" o corpo para guardar as emoções. Problemas ligados à figura do pai são gravados na cabeça, podendo vir em forma de dores frequentes ou mesmo algo mais grave, como o câncer, com o passar do tempo.

O fígado é um órgão especificamente muito ligado a conflitos com a mãe. Quando a pessoa bebe e fuma, por exemplo, é provável um sofrimento por rejeição materna. Conflitos com a mãe também estão ligados a doenças no útero e ovário, entre elas endometriose, miomas e infertilidade. Doenças nos rins, na coluna, postura e intestino grosso são desencadeadas por emoções negativas ligadas aos conflitos com o pai. Pais com problemas nas pernas devem observar se há conflitos com os filhos. Pode haver outras correntes sobre essa teoria, mas minha experiência tem mostrado que o lado direito reflete o "feminino" e o esquerdo o " masculino". Problemas nos intestinos são comuns. Nesse caso, deve-se observar como está a relação com o chefe. Ao se sentir envergonhada e humilhada a pessoa pode desenvolver câncer de pele. Da mesma forma, o câncer de fígado pode surgir das brigas entre o casal, separação ou mesmo um conflito muito forte com alguém.

Quando falamos de doenças de fundo emocional, a rejeição é um sentimento muito presente nos casos de câncer de mama. Podendo esse sentimento vir do pai, da mãe, de outros familiares ou até mesmo um chefe, em caso de demissão "injusta" depois de anos de dedicação. Não estou acusando ou responsabilizando ninguém por nada. Estou apenas esclarecendo que as pessoas somatizam os problemas e transformam as dores emocionais em doenças. Uma das minhas pacientes, aos 15 anos, desenvolveu esclerose múltipla por tomar para si os problemas enfrentados com o pai. Foram necessárias várias sessões de acupuntura e limpeza da mente para libertá-la do sofrimento e da doença de fundo psicogênico. Ela ficou curada. Tempos depois, entrou na faculdade, formou-se, hoje tem saúde e leva uma vida normal.

As dores articulares estão ligadas aos conflitos no relacionamento. Crianças que crescem vendo os pais brigarem o tempo todo tendem a ter problemas de asma. Por não terem como ajudar a minimizar, acabam internalizando o conflito. Sentem-se sufocadas. O câncer infantil também pode surgir em decorrência desses conflitos entre o casal. Ao ver os pais brigando, a vida perde a graça para a criança.

Os problemas sanguíneos estão relacionados à família. Os rins são responsáveis por filtrar o sangue. Se você tem problemas nesse órgão é provável uma dificuldade em digerir algo que está vivenciando no âmbito familiar. Problemas nos pulmões são de fundo psicossomático, pela dificuldade em respirar o ar que está à sua volta, lidar com a tristeza. Os idosos são as pessoas mais afetadas por problemas pulmonares. A solidão, a dependência de outras pessoas, a falta de autonomia e de perspectivas futuras tornam o ar irrespirável. São afetados também por doenças do coração, somatizadas pela frustração de não conseguir mudar as coisas à sua volta, por exemplo. Um executivo no auge da carreira pode, de repente, enfartar em decorrência da raiva de um chefe opressor ou arrogante.

O **coração** é muito sensível à emoção. Sentimentos nobres como a coragem, a bravura, a honestidade, o altruísmo e a empatia fazem bem ao coração e à força de viver. Enquanto o remorso, a culpa e a desesperança o enfraquecem.

A raiva tem outros nomes. Ressentimento, frustração, irritabilidade, ódio, amargura, animosidade, indignação. Qualquer um desses estados emocionais afeta o **fígado** e pode causar dores no pescoço, na cabeça, tontura e rubor na face.

A euforia, fruto da excitação ou do desejo excessivo, pode causar danos ao **coração**. Os sintomas podem se manifestar em forma de insônia, palpitações, fala acelerada e falta de quietude.

A tristeza pode debilitar o **pulmão**. Pessoas aflitas, que se lamentam com frequência e magoam-se com facilidade, são tristes. Na fisiologia energética, o pulmão é responsável por governar a força da vida (Qi). Cansaço, falta de ar, choro fácil, depressão ou sensação de aperto no peito são sinais de desequilíbrio nesse órgão.

A preocupação excessiva afeta o **baço**, órgão importante na produção de glóbulos vermelhos e linfócitos; remoção de vírus e bactérias; filtragem, armazenamento e distribuição de sangue em caso de hemorragia. O baço fica na parte superior esquerda da região abdominal, logo atrás do estômago, protegido pelas costelas. Sobrecarregado, o órgão causa falta de apetite, desconforto, dor na boca do estômago e fadiga. Se o baço não está bem, a concentração e a memorização também estão prejudicadas.

O medo é o inimigo dos **rins**. Esse órgão é o reservatório das nossas energias herdadas geneticamente e adquiridas até aqui. É visto também como o responsável pelo nosso crescimento, desenvolvimento, fertilidade, ossos e sistema neurológico. Os rins são responsáveis por resfriar o nosso corpo. Envelhecer com qualidade tem uma ligação íntima com a saúde dos rins. Por isso, os mestres chineses trabalham muito com a energia dos rins, consomem ervas e alimentos que tonificam esse órgão para preservar a saúde e ter vida longa e saudável.

Existe hoje uma preocupação exagerada com a saúde, na hora da escolha dos alimentos. Pior do que o glúten contido no pão francês ou a caseína presente no leite são os pensamentos negativos e obsessivos. Engolir a própria saliva é algo normal. Mas você jamais tomaria um copo de água depois de cuspir nele porque vai sentir nojo. Da mesma maneira funciona a nossa mente. Cuspiu, está sujo. Nervosismo e preocupação por um dia são suficientes para encher a boca de afta, sofrer uma crise hipertensiva ou até algo mais grave. O susto ao receber uma notícia ruim pode ser fatal.

Na medicina tradicional chinesa, cada emoção é relacionada a um órgão. Se a mente não estiver saudável, o corpo também adoece.

1. Raiva = fígado
2. Medo = rins
3. Tristeza =Pulmão
4. Choque/susto = pâncreas e baço
5. Euforia = coração
6. Pensamento excessivo = baço
7. Preocupação, ansiedade = estômago
8. Mágoa = Intestino

Entre o Céu e o Inferno

Conta a lenda que, um samurai interessado em saber se realmente existe e como é o céu e o inferno, sai em busca de um mestre. Caminha dias até alcançar o topo de uma montanha.

Ao encontrá-lo, pergunta:

— Mestre, o céu existe? Como é esse lugar?

E a resposta do mestre o desaponta:

— Nossa! Você é um guerreiro. Olhe suas vestes como estão sujas. A sua espada toda enferrujada. Sua aparência péssima. Como você vai defender o imperador desse jeito?

O samurai, sentindo-se agredido, sacou a espada e foi para cima do mestre para matá-lo. O sábio, então, disse:

— Isto é o inferno. Você acabou de abrir o portão do inferno.

O samurai agradeceu ao mestre e guardou a espada.

Mas ainda queria saber o que era o céu. E o mestre completou:

— Agora você está no céu. Está calmo!

Cada emoção prejudica uma parte do organismo. Cuide mais dos seus pensamentos e emoções. O pior veneno está dentro de nós, em forma de emoções negativas. Somos uma fonte de energia. Nossa vibração tem impacto no ambiente e nas pessoas.

10 Passos para Uma Saúde Perfeita

1. Estabeleça a idade desejada e conserva-a para toda a vida. Estude, divirta-se, interaja com pessoas de todas as idades. Aprenda uma língua estrangeira. Olhe no espelho todos os dias e sinta-se uma pessoa bonita e abençoada. Isso é competência biológica: você é perfeito ou perfeita!

2. Livre-se dos sentimentos ruins que nada trazem de positivo e próspero em sua vida. Perdoe. Seja tolerante com você e com os outros. Não se critique e nem critique os outros. Todos têm seu valor e a evolução tem um tempo diferente para cada um.

3. Mude sua consciência corporal praticando o rito tibetano número um. Com ele você aumenta sua energia vital, a imunidade e a disposição para começar bem o dia e vencer os obstáculos.
4. Exercício mental e físico é fundamental para ter uma saúde equilibrada. O corpo e a mente precisam de movimento. Exercite-se todos os dias.
5. Banho quente e frio ajuda a fazer drenagem linfática, aumenta a imunidade e dá muita energia.
6. Suplementação diária com ácido fólico + vitamina B12 + vitamina B6. O ácido fólico participa da reparação de DNA e na formação do tubo neural, como é no caso das gestantes. O ácido fólico, não é apenas necessário para as gestantes, ajuda na formação de hemácias, nervos e vasos cardiovasculares. Há estudos atribuindo 40% dos casos de depressão à falta de ácido fólico. Ele devolve a cor natural do seu cabelo. Fiz terapia com ácido fólico por um ano e o ácido fólico devolveu a cor dos meus cabelos. Além de ajudar no combate à depressão, melhora a memória, o cansaço crônico, a pele e a unha, porque renova as células.
7. Consuma alimentos antioxidantes. Tomate, cenoura, açafrão, gengibre, pimenta, abacaxi, limão e outros.
8. Aprenda a consumir plantas naturais como ginseng, gengibre, catuaba, marapuama, Tribulus terrestris, maca peruana e guaraná. São ricas em propriedades energéticas, antioxidantes e ajudam a melhorar a função sexual. O consumo de açaí, chimarrão, café e chá verde, caso você não tenha restrições, também é benéfico para a saúde. Lembrar sempre de consumir com orientação de um profissional e de forma moderada.

9. Não abra mão dos alimentos probióticos. Eles cuidam da saúde do intestino, o nosso segundo cérebro, ao aumentarem as bactérias boas que nos defendem de vírus, fungos e outros agentes nocivos à saúde. Ajudam na imunidade, na boa digestão e na absorção dos nutrientes, entre outros benefícios. Você pode consumir kefir (de preferência de água), missô e alimentos fermentados em geral, mas de boa procedência.
10. Exclua o açúcar, o excesso de sal e alimentos embutidos da sua vida. Tome banho de sol e durma bastante.

Minha Visão Sobre a Depressão

Por uma questão cultural, os ocidentais se preocupam com a saúde física e acabam por descuidar da saúde mental. Esta é imprescindível para treinar e obter o controle da mente. A depressão já é considerada pelas autoridades em saúde uma epidemia mundial e faz vítimas cada vez mais jovens. O transtorno é responsável por consequências fisiológicas importantes. Em estado depressivo a pessoa tem o sono alterado, perde o apetite, diminui a autoestima, a libido e o sono. Não se trata apenas de um "baixo astral", mas de um desgosto capaz de alterar todo o organismo.

A pessoa se fecha em uma concha e não vê sentido na vida. Trata-se de uma curva de mudança. Sua alma está prestes a despertar. Sua mente está se silenciando. Sem graça. Sem vida. Sem cor! A depressão desliga o corpo, a mente e todas as emoções e vibrações. As pessoas deprimidas mostram-se apagadas, apáticas, desvitalizadas, passivas e sem brilho.

A depressão pode ser encarada como uma estação. No outono, os dias se tornam mais curtos. As árvores sentem a mudança e, sabiamente, curvam-se a ela. É hora de "amadurecer". O verde dá lugar aos tons mais amarelados e terrosos. As folhas caem silenciosamente. Na primavera voltam lindas e frescas. Para muitos, o outono desencadeia sentimentos de nostalgia, tristeza e melancolia em razão da diminuição da luz solar. Um cenário bem diferente dos dias ensolarados típicos do verão. Na minha visão, a depressão é um convite ao recolhimento e ao exercício do silêncio. Quando isso acontece é porque a alma vai se pronunciar, brotar, iluminar-se! Você pode simplesmente ficar quieto. Ouvir a sua alma. Tentar compreender a sua missão, dedicar-se a leituras e conteúdos sobre espiritualidade. Aprenda a meditar. Ore para silenciar a mente. É nessa hora que você desperta e amadurece espiritualmente.

Há momentos terríveis, mas essa é a escuridão antes do amanhecer. Você só precisa ficar firme, atento ao seu chamado e preparar-se para a mudança. Mude seu rumo, mude sua vida de dentro para fora. Existe uma certa imposição de sua alma para que você cresça nesse momento. Sua alma está falando ao teu coração. Ao conseguir ouvi-la brotará em você um enorme impulso! Um novo mundo e agora, ressignificado.

Depressão é uma lagarta presa no casulo prestes a virar borboleta! É só uma questão de tempo para a transformação acontecer. É uma escuridão na curva da escada até chegar ao andar superior. É a porta para sua ascensão espiritual. Você precisa entender isso. É muito importante.

A Depressão é um Chamado da Sua Alma

A energia da alma é muito sutil. Dificilmente você sente. Você ouve apenas o silêncio e isso também é uma mensagem. Os praticantes de meditação, talvez, estejam mais protegidos de uma crise depressiva. Já aprenderam a silenciar para ouvir a alma. A busca espiritual é algo da alma. É como se você estivesse numa casa de dois andares e soubesse da existência apenas do térreo, onde fica a sala, cozinha, quarto, banheiro e outras dependências.

Na sala você tem TV e sofá e é onde você passa mais tempo, provavelmente, assistindo seus programas e séries preferidas. Ou na cozinha, onde prepara comidas deliciosas. Há um momento em que esses prazeres já não satisfazem e surge a sensação de vazio. E você fica martelando sobre essa "falta". Ou quando é surpreendido com o diagnóstico de uma doença grave, a perda de um ente querido, uma traição, algo traumático. Esses são exemplos comuns de situações de uma maior conexão com a alma e busca espiritual e a inevitável ida ao "andar" superior. Alguns chegam lá de forma mais lenta, pela escada. Outros chegam rapidamente de elevador. A velocidade vai depender da gravidade da situação e do silêncio interior, ou também chamado de recolhimento.

Quem compreende o chamado da alma se deixa podar – como as árvores – para florescer no jardim da vida. Essas pessoas saem do estado depressivo mais fortes, confiantes e transformadas espiritualmente. Muitas delas mudam completamente a vida, começam uma nova profissão e passam a olhar tudo à sua volta com muita gratidão. Infelizmente, não é assim para todos. Muitos mergulham na escuridão e não conseguem sair dela. Desistem de viver. Você já observou que todos os prazeres corporais dependem de um fator externo? Comidas, sexo e viagens, por exemplo.

Na expansão da consciência por meio da busca espiritual, Deus cria uma fonte de felicidade dentro de nós. Essa mudança faz toda diferença. Mudam-se os conceitos, praticamos mais amor, tolerância e respeito em relação ao outro e nosso olhar também muda diante das necessidades materiais. Descobrimos que não precisamos de muito para viver. Começamos a olhar e a desfrutar da natureza com mais responsabilidade, sabedoria e gratidão.

A Missão

Na visão do funcionamento dos chakras, se você está deprimido é porque você é escolhido! E terá de desenvolver quatro chakras: o do amor incondicional, o da expressão, o da visão sobre o mundo em o da comunicação com Deus. Se a sua missão fosse apenas desenvolver os três primeiros chakras, os básicos, como fazem os animais -- comer, fazer sexo e dormir —, você não ficaria deprimido. Curiosamente, Deus deprime esses três; os prazeres diretos. A partir do quarto chakra são os indiretos. Você precisa fazer o outro feliz para você se sentir feliz. Esses prazeres indiretos estão muito ligados às atividades sociais. Dar rosa aos outros para sentir o perfume nas mãos. Isso se torna uma solução para sair da depressão. Sua alma fica mais feliz ao fazer outros felizes. Você já nasceu com uma alma diferente. Se você está deprimido, é porque é escolhido!

Eu disse há pouco que a depressão é uma fase preparatória para a iluminação, o primeiro passo para começar a trilhar o caminho espiritual, mas há outros fatores também relacionados que podem desencadear a depressão. O desequilíbrio físico, alguma dor ou doença mais séria, hipotireoidismo, por exemplo. Avalie como está seu sono, a pressão, o apetite. Avalie também a saúde emocional. Chorar por qualquer motivo, nervosismo, irritação, impaciência e nervos à flor da pele são sinais de instabilidade. Recomendo procurar ajuda de um psicólogo, psiquiatra e acupuntura.

Seu corpo é uma máquina e precisa ser exercitada regularmente. Dedique-se a uma atividade física. A prática regular vai contribuir para o bom funcionamento dos órgãos, principalmente o coração e o intestino. Também ajuda a diminuir a ansiedade, o estresse, a depressão; a aumentar o humor e a autoestima, entre outros inúmeros benefícios. Se você tem um emprego, continue.

Você não precisa deixá-lo. Problemas existem em todos os lugares, mais ainda em um novo emprego, onde terá de provar competências, habilidades e tudo já conquistado em seu posto atual. Aposto que você não parou para pensar nisso, não é mesmo? A mente no modo negativo não vê o positivo.

Eleve seu trabalho à terceira dimensão, a espiritual. A primeira é a física e a segunda, social. Imaginemos um marceneiro. Fabricar um banquinho é o lado físico. Vendê-lo é o social por gerar emprego, movimentar o comércio. Se ao fabricá-lo o marceneiro o faz agradecendo o dom que possui e abençoando a vida de quem comprar o móvel, elevou o trabalho ao terceiro nível. Em tudo podemos codificar o amor e sermos instrumentos de Deus.

Da mesma forma, ao caminhar pelas ruas, você pode adotar um estado meditativo para emitir amor universal, ser um sinal da presença de Deus no encontro com as pessoas. Sua voz e seu sorriso podem ser instrumentos de Deus a serviço do amor. Tenha em mente sempre três aspectos importantes para sua evolução espiritual: seja útil para você, para a sociedade e para Deus ao se propor a fazer um mundo melhor.

Fazer o bem é muito simples. Basta querer. Meu desejo de fazer o bem e trabalhar por um mundo melhor veio depois de muitos questionamentos e uma razoável experiência profissional e pessoal. Senti a necessidade de contribuir sem ser pago por isso. Quando estamos no caminho, nessa busca, acontece um fenômeno muito interessante. Senti-me mais íntimo da minha alma, mais atento e mais meditativo a maior parte do tempo. Veio então o *insight* para levar ensinamentos de saúde a muito mais pessoas e não apenas àquelas que podiam pagar para se consultarem e se tratarem comigo.

Comecei a gravar vídeos com dicas de saúde, bem-estar e conselhos sobre os mais diversos temas em 2015. Desde então, tem sido uma das melhores experiências da minha vida. Me sinto feliz por conseguir alcançar milhares de pessoas. Hoje são mais de 1 milhão de inscritos no meu canal no YouTube. Todos os dias sou agraciado com novos comentários, tanto nos vídeos atuais quanto nos mais antigos. Para fazer esse trabalho, dedico um tempo para as gravações e levo amor às pessoas por meio de um conteúdo sempre útil para alguém. O canal se tornou um grande espaço de debate, troca de informação; uma espécie de extensão do meu consultório. Todos temos algo para doar, compartilhar. Pense você também em se juntar à rede do bem. Tenho certeza que a pessoa mais beneficiada com esse trabalho será você mesmo, porque nem saberia expressar, com exatidão, quanta alegria e contentamento me traz esse trabalho na internet, para milhares de internautas de todas as idades.

Prazer da Alma

Os prazeres externos causam sensações no corpo e na mente. O prazer da alma libera uma energia, um impulso. A alma veio para a evolução e busca o entendimento. Ao entender a situação ela libera a energia. Podemos compará-la a uma bola de cristal cuja superfície é repleta de manchas. No meio dela tem uma luz divina e ao ser limpa emite uma luz forte. Essa luz converte-se em alegria na mente, um êxtase, um impulso, uma explosão de felicidade! Você se sente feliz sem ter feito grande coisa. Às vezes, por vencer o medo de um bicho, por exemplo, ou mergulhar quando antes tinha medo de água. Uma felicidade desproporcional ao esforço. Para outras pessoas é algo normal. Para você é especial. Refiro-me à alegria vinda da alma.

O caminho da alma é compreender todos os problemas do passado para então trabalhar pela evolução. "Por que Deus colocou isso na minha vida?" Cada coisa tem três dimensões: física, social e espiritual. Ao se ater sempre à terceira dimensão, a espiritual, você será capaz de entender a intenção de Deus. A compreensão da mensagem divina libera a alma. Chico Xavier, famoso médium brasileiro, teve uma missão dura e difícil. Os maus-tratos praticados pela madrasta poderiam ter endurecido a alma dele. Poderia ter se tornado uma pessoa má e revoltada. Chico foi exposto às provas ao ter de lidar com a maldade da madrasta e compreendeu o sofrimento como um treinamento para sua evolução. Quanto mais você pisar numa flor, mais perfume ela vai exalar.

Chico Xavier era essa flor. Ele era uma pessoa calma, serena e amorosa com todas as criaturas, responsável por um trabalho filantrópico importante em todo o Brasil. Antes de sua morte, no dia 30 de junho de 2002, o médium deixou um enorme legado. Psicografou 451 livros ao reproduzir o que os espíritos lhe transmitiam. Suas obras foram traduzidas para vários países. Ele ensinou que o perdão facilita tudo na vida.

Costumo comparar a vida com uma academia. Todos seus sofrimentos são apenas dores de musculação! Você só olha seu sofrimento, sua dor. Você nunca chegou a olhar os seus músculos. Esse era o objetivo. Mas o treinador sabe disso. Ele é quem faz o plano. Quando você adquirir a visão de Deus sobre sua vida, você vai enxergar quantas virtudes (músculos) você já adquiriu! Graças a Deus!

"Entendimento na alma é compreender a vida com o olhar de Deus".

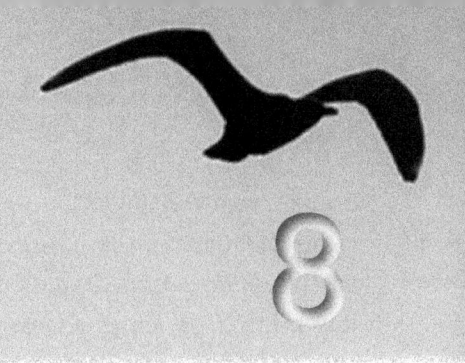

O Difícil Despertar

O ser humano está viciado em "ter" e "saber". O ter se refere ao que está fora dele e o saber é o aprendizado adquirido por meio do cérebro. O despertar da consciência libera uma força interna até então desconhecida. Imagine jogar uma pessoa que não sabe nadar em águas profundas. Ela se agarrará a qualquer tronco de árvore para se salvar. Até recorrer a todos os troncos poderá morrer afogada. Ela tem a opção de aceitar a morte ou instintivamente começa a nadar. Nenhum mamífero morre afogado. Todos sabem flutuar e nadar naturalmente porque todos passaram pela água por uma questão evolutiva. Com o ser humano não é diferente. Se conseguir manter a calma e relaxar, também vai flutuar. Só se afunda na tensão. Os mortos flutuam na água.

A dor da alma é muito maior que a do corpo. Se você tem uma dor no corpo, pode amenizá-la com remédio ou com a pressão da mão. A dor da alma não permite nenhuma intervenção porque não se pode identificar o ponto da dor. Podemos dizer que é uma dor difusa. É um sofrimento interno te corroendo aos poucos, dia e noite, sem trégua. Com o tempo, junto com a dor física, você começa a mancar, arrastar-se e torna-se uma pessoa esquisita, distorcida. Como uma árvore com a copa virada para baixo. Uma das minhas pacientes relatou certa vez a convivência com uma dor, um aprisionamento de mais de 40 anos. Você sabe como é essa dor? É essa árvore! A dor da alma não vem no nascimento. Vai se acumulando ao longo da vida.

Ao ouvir o relato da paciente veio a imagem de um saco. À medida que começamos a sacudi-lo, cai uma pedra de dentro dele: esta pedra é a escola, a faculdade, o trabalho, os atritos em família e tantos outros problemas. Conforme o saco vai enchendo ele começa a sugar suas forças. Fica pesado demais. Vem um sentimento de revolta e você se sente impotente. Não vê sentido na vida. "Para quê e para quem eu carrego esse saco na vida?" É como sentir que não há lugar para você no mundo. Sentir-se desvalorizado pelas pessoas. Um desânimo acumulado há décadas. Sem se dar conta, você para de olhar para o horizonte, para frente, e passa a olhar cada vez mais para baixo.

Tamanha era a dor de sua alma que ela nem pensava mais em sair do sofrimento. Então perguntou à psicóloga como poderia buscar sentido para a morte e morrer em paz. Uma história de dilacerar o coração. Apesar de ser uma história triste, tenho a alegria de dizer que ela curou a dor da alma. Enxerguei que ela era uma missionária. Precisava se dedicar à sua missão para encontrar a paz e seu lugar neste plano. Ela é uma artista de emoções! Você sabe desenhar sua emoção? A forma como ela desenhou tocou as pessoas, despertou nelas a alegria. A missão dela é curar pessoas especiais por meio da arte. Hoje é uma pessoa feliz e realizada. Ganhou asas e poderá voar alto e fazer mil e uma coisas na terra ainda. Renasceu para vida e quer compensar todos os anos perdidos. Quem sabe criar uma ONG, uma escola, um projeto para educação especial ou fazer um doutorado. Morrer? Nem morta!

Meu Encontro com Jesus

Em 2004, durante uma meditação, tive uma experiência que mudaria completamente a minha vida e a forma como abordo e trato meus pacientes. E ao contar essa história não tenho outra intenção senão compartilhar contigo algo que foi muito impactante para mim. Quem assiste os meus vídeos já percebeu que sempre me refiro a Jesus. Ele é meu guia e inspiração para trilhar o caminho do bem e me tornar uma pessoa melhor a cada dia.

Sou budista e também me dediquei por um bom tempo ao estudo do espiritismo. Em sua essência o budismo se baseia em evitar o mal, fazer o bem e cultivar a própria mente. O meu encontro com Jesus aconteceu quando eu frequentava o Centro Espírita do Leme (SP), onde eu havia visto pela primeira vez uma imagem de "Jesus Misericordioso".

A história da imagem é interessante. Há registros históricos de que, em 1930, Jesus apareceu à Santa Faustina e pediu à freira que aquela visão fosse retratada em uma pintura para propagar ao mundo a sua misericórdia. A tela foi pintada em 1934, quatro anos após a primeira revelação à Faustina. Na imagem, Jesus tem os olhos voltados para baixo, que representaria seu olhar na cruz. Traz ainda uma das mãos elevada, em posição de bênção, enquanto a outra toca o peito esquerdo. Do coração de Cristo saem raios de cor vermelha e branca. Na época eu era muito cético e mais inclinado a acreditar na ciência do que na espiritualidade. Confesso que até fazia comentários irônicos sobre religiosidade.

No período em que tive a visão estava lendo o livro "Jesus, o maior psicólogo que já existiu". Gostava cada vez mais da leitura. Compreendi que a energia dele, a sua luz, atraía e encantava as pessoas, além da postura de pai. Comecei a assimilar a abordagem de Jesus e passei a adotar uma postura diferente com os pacientes como médico e terapeuta. Compreendi que a porta da cura se abre de dentro pra fora. É a sua fé que te cura. A partir daí passei a prestar atenção na crença dos meus pacientes. "Em que posso ajudar?" Essa é primeira pergunta que eu faço a eles.

Ao longo de um mês eu me mantive a todo tempo conectado a Jesus e buscando sua orientação a todo momento. Foi quando comecei a enxergar atrás de mim uma imagem de aproximadamente 30 centímetros de "Jesus Misericordioso", enviando energia sempre que pedia sua ajuda. Isso persistiu durante um mês. Em um domingo eu entrei em meditação com o intuito de "acessar" Jesus. Como se fosse um sonho, vi Jesus novamente atrás de mim. E comecei a fazer a leitura facial dele. Jesus tinha cabelos ruivos claros, olhos castanhos claros e a testa grande e rosto triangular. O rosto de Jesus, do nariz à testa, se parece muito com Nossa Senhora. Sobrancelhas finas, olhos de compaixão e sorriso nos lábios. Nariz de pessoa perfeccionista. Porém, os lábios grossos de Jesus, que remetem à passionalidade, foram conflitantes. Mas essa característica me lembrou dele *expulsando os comerciantes do templo*.

Para os judeus, aquele era o lugar privilegiado de encontro com Deus, mas a casa de oração havia se tornado um lugar de comércio e de poder, disfarçado em culto piedoso. Quando pensei na cena de passionalidade, Jesus sorriu pra mim, de forma tímida.

Levei um susto e gritei:

— Jesus é tí---mi---dooooooo!

Depois desse grito Jesus ficou gigante e eu pequeno como uma formiga. Nesse momento, eu senti um canhão de luz me jogando para trás e caí. Na hora, abri meus olhos e me ajoelhei e disse:

[Relato presente na Bíblia Sagrada no qual Jesus expulsa comerciantes desonestos que faziam comércio dentro do templo sagrado]

– Eu amo esse homem. Eu amo Jesus!

Após essa experiência, ao longo de três meses, notei uma mudança no comportamento das pessoas em relação a mim. Elas queriam me abraçar, ficar perto e me diziam, repetidamente, que eu estava mais bonito e irradiava luz. Essa experiência com Jesus mudou por completo a minha consciência perante a vida. Todos os livros que eu havia lido passaram a ter um sentido diferente. Minha consciência e compreensão mudaram. A minha visão e minha ótica também.

9

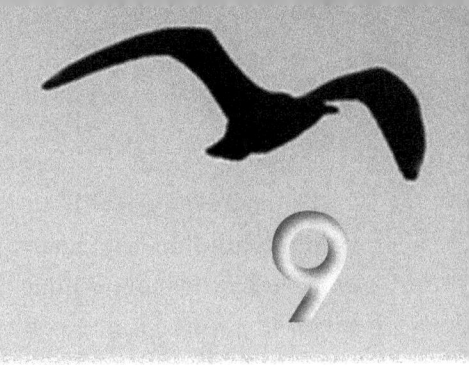

Você Tem Valor

Ao fazer um balanço do tempo, olhamos mais para os outros do que para nós mesmos. É um erro pensar que nossa vida poderia ter sido diferente. O passado é perfeito. Não podemos mudá-lo. Desde muito cedo eu dediquei a maior parte do meu tempo aos estudos. Aos 22 anos havia concluído duas faculdades porque decidi levar juntos os cursos de Física e Medicina Chinesa. Enquanto vivia mergulhado nos livros e no campo da pesquisa, meus amigos se dedicavam aos negócios.

Diferentemente de todos eles, nunca me passou pela cabeça construir um império. A busca material não me fascinava. De tempos em tempos retorno à China. Meus pais e irmão ainda vivem lá. Numa viagem recente encontrei alguns desses amigos. A maioria deles tem patrimônios avaliados em um milhão de dólares, em média. Eles se oferecem para pagar viagens, banquetes, porque se sentem comovidos com minhas poucas posses. Na verdade eles me acham um coitado e se surpreendem porque moro no Brasil, assustados com os altos índices de criminalidade e violência.

Dediquei-me ao conhecimento da mente e da alma das pessoas com o intuito de desvendar o caminho da cura. Estudei muito e continuo estudando, porque a medicina é um aprendizado constante. O capital é meu conhecimento e o bom relacionamento com meus pacientes. Tenho paixão pelo que faço e meu legado são os inúmeros relatos de sucesso nos tratamentos e a minha capacidade para resolver questões complexas de saúde, de forma simples, com muitas das técnicas desenvolvidas por mim. Se a brincadeira é comparar como percorremos o caminho até aqui, também tenho muito a celebrar. Meus dois filhos, Davi e Anni, também escolheram seguir a carreira da Medicina e sinto-me orgulhoso por tê-los inspirado nesta escolha.

Ao que parece, correr atrás de dinheiro envelhece. Meus amigos parecem 10 ou 15 anos mais velhos que eu. Não construí prédios ou empresas, mas me tornei um conhecedor da mente humana. Tive uma experiência transformadora com Jesus e descobri como me libertar das prisões mentais. Tenho dois filhos maravilhosos. Tenho orgulho da minha caminhada. Jamais subestime quem você é, suas conquistas e qualidades. Sua experiência de vida é única. Cinco anos atrás, dois colegas da mesma idade que eu, também acupunturistas, morreram. Um deles morreu de câncer, o outro sofreu um infarto. E durante uma aula minha o coach fez o seguinte comentário:

— Poxa Liu, dois amigos estavam muito bem de vida. Trabalhavam em vários lugares, abriram negócios em outras áreas e ganharam muito dinheiro.

Não demorei em responder:

— Ainda bem que eu não sou uma pessoa tão ativa. E estou bem. Comparado a eles sou até meio preguiçoso, mas eu me sinto bem. Estou vivo. Você tem um bom exemplo de sucesso para mim? Não posso seguir meus dois colegas, porque eles não sobreviveram.

Aprenda Lidar com a Ofensa

A ofensa é sempre desagradável. O que pode te ofender? Uma pessoa que acabou de ganhar milhões na loteria não vai te ofender porque está muito feliz pra se ocupar com isso. Quem te ofende é certamente alguém infeliz. Ao pensar em alguém que te ofendeu você deve levar em conta algumas coisas. Além de não ser uma pessoa feliz, é pouco evoluído espiritualmente. Veja-o como alguém imperfeito e isso pode ajudar a abrandar sua mágoa diante da ofensa. Pode também imaginá-la como uma criança de dois anos de idade, de fraldas ainda, que não tem consciência do que faz. Você atacaria um bebê dessa idade? Não! Todos os imperfeitos devem ser perdoados. E se Jesus - a perfeição - estivesse no seu lugar como reagiria ao ser ofendido? Perdoaria o ofensor.

Não gaste energia em revidar. Pelo contrário, não dê ouvidos. Tentar convencer o outro da sua verdade ou questionar as crenças dele também é um fator gerador de muitos conflitos e desgastes nas relações. Não perca tempo com isso. Deixe cada um acreditar no que quer. Cada um está em um passo em termos de evolução. Não podemos interferir no caminho do outro. Não queira convencer ninguém da sua verdade. Isso pode te trazer muito aborrecimento. Em outras palavras, perdoe quantas vezes precisar. Para a outra pessoa talvez isso não faça diferença, mas para você será um bem enorme. A vida é curta e não devemos gastá-la com coisas que não são relevantes para a nossa felicidade. Ocupe-se, sim, em encher a sua vida de amor.

Na hora da raiva, calma. Na impaciência, espera.
Na preocupação, serenidade.
Na indecisão, tranquilidade.
Nas escolhas, sensatez.
No perigo, prudência.

Cinco Atitudes Para Ser Mais Feliz

Existem outros fatores que influenciam na felicidade, além de boas noites de sono e um bom nível de serotonina. Ser feliz depende e muito do nosso modo de vida. **Ser forte!** No geral, temos muita frescura. Reconheço que também já fui assim. Por cinco anos, trabalhei em São Paulo e em Campinas e achava muito cansativo me deslocar entre as duas cidades. E o cansaço era motivo para me sentir menos ou nem um pouco feliz. Certo dia de chuva, ao descer no metrô próximo à clínica em São Paulo, uma senhora de aparentemente uns 90 anos caminhava ligeiramente, molhando-se. E eu, com idade para ser neto dela, estava inconformado por ter esquecido o guarda-chuva. Na realidade, eu estava todo arrumadinho e não queria me molhar. Mesmo caminhando rápido, não consegui alcançar aquela senhora. Ali eu percebi o quanto eu era fresco. **Como uma pessoa tão frágil na adversidade pode vencer na vida? Pra ser feliz é preciso ser forte. A felicidade está distante dos fracos porque esses encontram dificuldade em tudo na vida.**

Morei durante cinco anos em São Paulo. Ao comparar as pessoas de lá com as de outras cidades, eu percebi que elas andam muito mais rápido. Os paulistanos são fortes. Eu tentei me adaptar e também caminhar mais rápido e sentia dores nas pernas, nos tornozelos e pés. Estava desacostumado porque havia me acomodado ao conforto e à praticidade do carro. O meu corpo, a minha máquina, estava enferrujada. Frio, chuva, sol, tudo era motivo pra reclamar.

Hoje eu me tornei mais forte. Tomo chuva, sol, banho gelado mesmo no frio, ando descalço e não acontece nada. Antigamente eu me sentia cansado e contrariado quando tinha que dirigir por algumas horas. Fui treinando para mudar isso e hoje pego a estrada sem me preocupar com a quilometragem. Na direção me tornei mais forte e não tenho qualquer problema quando preciso viajar, mesmo distante. Cozinhar era outra habilidade que eu não dominava até a minha filha Anni reclamar da mesmice do cardápio. Com ajuda da internet comecei a preparar comidas diferentes e me arrisco a fazer pratos elaborados e até com muita rapidez. Quando você se torna forte, fica mais fácil ser feliz.

Ser amoroso é a segunda atitude para ser feliz. Não adianta ser uma pessoa forte e tratar as pessoas com apatia e rispidez. Seja amoroso com você e com os outros. O amor próprio, a capacidade de se amar, atrai esse mesmo sentimento nas outras pessoas. Enquanto você não se transformar numa fonte de felicidade vai seguir pela vida como pedinte. Vai culpar a todos por sua infelicidade. Vejo cada vez mais as pessoas se submetendo à cirurgia bariátrica para reduzir o estômago, quando poderiam – com amor – evitar a obesidade e não chegar a uma situação tão extrema. A medicina precisa ser vitalista, preservar a saúde e não mutilar. Quando você se ama e se dá importância é muito mais fácil ser feliz.

Para ser feliz é preciso **ser** útil, terceiro atributo para a felicidade. Ouço as pessoas reclamarem e se sentirem exploradas no trabalho, pelo namorado ou pela namorada. E muitas vezes eu penso:

— Que bom se sentir útil para alguém. Não ser notado ou jamais ser lembrado é muito triste.

Para ter valor na sociedade você precisa ser útil; contribuir de alguma forma. Estudei com coreanos e eles educam as crianças para aprender, além das disciplinas básicas, uma língua estrangeira, praticar um esporte e aprender um instrumento musical. Imagine um jovem concluindo o ensino médio com todas essas habilidades o quanto vai ser útil, quantas amizades terá capacidade de fazer. Quando você é útil tem mais capacidade de ser feliz.

Para ser feliz é preciso **ser grato**. A gratidão é o reconhecimento dos benefícios que você recebeu. Seja grato a Deus pela vida, por acordar todas as manhãs com saúde, pelo ar que você respira. A chuva é de graça. A brisa fresca que invade sua sala num dia quente vem de Deus e de graça. O calor, o frio, tudo vem de Deus. Ao receber um favor de alguém seja grato. Jamais podemos encarar os favores como obrigação do outro. Devemos reconhecer cada pequeno gesto. Gratidão é o reconhecimento do esforço, do amor.

Apenas na língua portuguesa, as palavras "obrigado" ou "obrigada" significam que a pessoa se sente agradecido por uma amabilidade e ao mesmo tempo devedor de um favor. Cria-se um laço eterno. Nas outras línguas, *"merci"*, em francês; *"thank you"* em inglês e *"gracias"* em espanhol, por exemplo, limitam-se a agradecer. Embora muitas pessoas digam não se importarem em fazer algo de bom e não serem reconhecidas, no fundo a gente espera, sim, o reconhecimento. Isso é natural. Não estamos falando das ações de caridade, mas das gentilezas do dia a dia. Quando uma pessoa sabe agradecer abre portas para a prosperidade. Pessoas gratas são gentis, agradáveis e todos as querem por perto. Quando se é forte, amoroso, útil, compassivo e grato. é muito mais fácil ser feliz.

Seja compreensivo. É muito mais fácil ser feliz quando você tem a capacidade de perdoar os outros e a si mesmo. É uma atitude libertadora. Nada é imperdoável. Um dia você é a vítima e no outro, pode ser o culpado. Por isso, aja com empatia. Coloque-se no lugar do outro e ficará mais fácil praticar a compreensão. Quem se magoa menos é mais feliz.

Nunca é Tarde. O Dia é Hoje!

Conversando com minha filha, há algum tempo, ela me perguntou o que mais eu desejava fazer na vida. Falávamos de sonhos. Ela me elogiou ao dizer que o ácido fólico estava me deixando jovem e disse que eu deveria gravar vídeos para levar conhecimento para mais pessoas. Na época eu já dava palestras, mas não se pode comparar uma sala por maior que seja ao espaço na internet. A ideia dela veio como um sopro divino. Encarei o desafio, mesmo sem qualquer habilidade para isso. No primeiro vídeo contei minha experiência com ácido fólico para explicar o porquê dos meus cabelos pretos. Em apenas um mês o conteúdo atraiu 25 mil inscritos para o canal e mais de meio milhão de visualizações. Até a edição deste livro, mais de um milhão de pessoas já viram o vídeo, apesar da gravação ter sido bem amadora.

Comece a prestar atenção nas pessoas que querem seu bem, em quem se importa com você. Ouça o que elas repetem. Minha filha foi muito feliz quando me deu essa sugestão. No YouTube posso ajudar as pessoas de qualquer parte do mundo. Sinto-me útil e muito gratificado por isto. Eu mal tinha coragem de olhar pra tela, de tão intimidado que eu me sentia. Aos poucos fui ganhando confiança e hoje é um prazer fazer esse trabalho. Talvez, se eu tivesse ficado preso na limitação de não dominar essa ferramenta, na época, jamais teria começado.

Nunca é tarde para fazer o que você tem vontade. Se você tem um bom propósito, comece e, como mágica, vá encontrando os meios para se tornar cada vez melhor. Surge ajuda de onde você nem imagina. São muitos os comentários que eu recebo em cada vídeo. Óbvio, nem tudo me agrada. Sigo fazendo meu trabalho, minha missão é sempre oLhar para as pessoas que gostam do que eu faço. Nenhuma experiência é perdida ou inútil. Financeiramente, posso estar como alguém que acaba de sair da faculdade. Mas os 30 anos de experiência, trabalho e conhecimento são a minha bagagem e ninguém pode me tirar. Ao decidir fazer algo melhor para Deus e para o mundo, as pessoas aceitam e abraçam a causa. Confesso que não esperava ter hoje mais de 1 milhão pessoas inscritas no meu canal.

O primeiro vídeo ultrapassou 1,4 milhão de visualizações e está perto de 50 mil comentários. É algo surpreendente para mim porque continuo gravando de forma simples, com celular e o apoio de um tripé. O estúdio é o quintal da minha casa e traz de fundo o jardim e as minhas orquídeas. Isso me faz crer que as pessoas estão em busca também da simplicidade. E assim como eu se sentem saturadas do excesso de som, imagem e efeitos. Buscam tão somente uma mensagem que toque o coração. Isso me deixa cada vez mais feliz e inspirado. Não importa a sua idade, onde você está e a sua condição financeira.

Comece a realizar seu sonho hoje. Tire seu sonho do banho-maria. O primeiro passo é parar de colocar obstáculos. Não importa que dia da semana é hoje. Não espere chegar segunda-feira. Coloque suas metas no papel com o máximo de detalhes.

Enxergue seu futuro como uma estrada. A todo momento terá de fazer escolhas. Tomar decisões. Não dê ouvidos aos pessimistas. Quem não deu certo na vida costuma jogar os outros para baixo. Mantenha a cabeça erguida, busque seus objetivos ainda que lhe pareçam difíceis demais. Tudo que fizer terá impacto daqui a dez anos para o bem ou para o mal. Sua vida é resultado dos seus pensamentos. Se eu consegui mudar o meu destino, em um cenário hostil e desfavorável, você também consegue! Pense. Vibre de forma positiva e crie a realidade que você deseja para **ser feliz**. Vamos dominar o mundo fazendo bem a nós mesmos e aos outros.

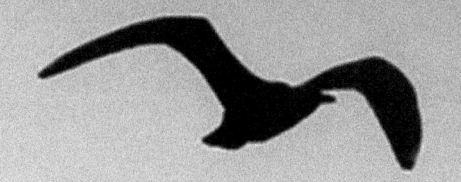

Depoimentos

Gratidão é a Palavra!

Procurei o Dr. Liu em maio de 2018. Havia sido diagnosticada com fibromialgia em 2010. Desde então, tratava sem sucesso. Primeiro com um reumatologista. Eu tomava analgésico e anti-inflamatório todos os dias e sofria com os efeitos colaterais. Tentei terapias alternativas também. Gastei tempo e dinheiro e continuava com dores horríveis por todo o corpo. Passava dias me arrastando de dor. Achava que estava morrendo. Era muita dor. Não dormia direito e estava com os calores da menopausa. Foi então que recorri ao Dr. Liu. Fiz dez sessões de acupuntura e ele fez uma limpeza na minha mente. Nas primeiras semanas meu filho de 11 anos disse que eu estava melhorando porque eu acordava e conseguia levantar. Sou grata a Deus por capacitar esse homem brilhante que mudou a minha vida. Estou curada. Durmo, pratico exercício e até a menstruação regularizou e os calores sumiram. Que Dr. Liu possa continuar a fazer o bem como fez pra mim. Gratidão eterna. Minha e de minha família.

Nanci Maria Lira, 49 anos, dona de casa, moradora de Guarulhos (SP)

Engravidei aos 47 Anos, Naturalmente

Conheci Dr. Peter Liu em 1998, há 20 anos, quando minha mãe, Leonilde, precisou de tratamento ao descobrir câncer de mama. Seus cuidados e atenção fizeram toda a diferença durante os sete anos em que ela foi acompanhada por ele. Minha mãe tinha um carinho muito especial por ele. A dificuldade em engravidar me fez chegar até Dr. Peter. Já tinha feito vários tratamentos, todos sem sucesso. Graças a Deus, após algumas sessões de terapia, aos 47 anos, consegui engravidar naturalmente. Tive uma gestação tranquila e saudável. Minha filha Rita de Cássia nasceu em julho de 2015, com muita saúde e alegria. Em 2017 descobri um câncer de tireoide e após retirada total do órgão tive alguns problemas. A redução de 80% da saliva (xerostomia) é um deles e só é amenizada com as sessões de acupuntura realizadas pelo Dr. Peter. Cada consulta se torna um valoroso encontro. Além dos cuidados médicos, aprendemos uma nova forma de viver mais confiantes. Não apenas eu, toda nossa família tem profundo respeito e admiração por ele.

Sandra Teresa Antônio Bulgareli, 51 anos,
bancária, de Jundiaí (SP)

Mestre Compassivo e Sábio

Conheci o Dr. Liu em dezembro de 2008, por indicação do seu filho Davi, na época meu aluno de iniciação científica na faculdade de medicina da Unifesp. Pedi a referência para uma amiga, mas fui eu quem o consultou. Numa situação de urgência, na véspera de um congresso onde eu apresentaria um trabalho, fui atendida e tive meu quadro de dor aliviado quase instantaneamente. Fui surpreendida pela medicina oriental que ele aplicava ao relacionar sentimentos e sintomas, personalidade e atividade, apenas analisando minhas orelhas. O efeito foi inegável. A partir desse primeiro encontro mantive consultas regulares com o objetivo de prevenção e corrigir alguns hábitos emocionais que afetavam meu corpo por somatização. Numa consulta de rotina, um episódio me chamou muito a atenção e compreendi melhor a abordagem da Medicina Chinesa utilizada por Dr. Liu. Enquanto ele posicionava as sementes de mostarda na orelha (auriculoterapia), lembrei que na semana anterior havia consultado um ortopedista de emergência, por causa de uma dor incapacitante no pé esquerdo. A dor havia melhorado, mas falei com ele o derrame de líquido sinovial no peito do pé, que fazia barulho quando eu andava.

Ele ficou muito sério ao dizer:

— Aborreceu homem, lembra? E mudou o ponto de estímulo da orelha.

Eu retruquei que não havia aborrecido ninguém e estava de bem com a vida. Eu gemia de dor porque a orelha doía ainda mais.

— Aborreceu com homem, trabalho, projeto, lembra?

Ele tinha razão. Eu havia esquecido, mas há seis meses não recebia o pagamento de um dos hospitais onde trabalho.

— Tem mais. Concentra, lembra, persistiu ele.

Novamente ele estava certo. Tiraram o meu nome da escala de outro trabalho, por falha de outra pessoa.

Estava aborrecida. Em seguida, Dr. Liu surgiu na minha frente e pediu pra eu andar. Levantei, andei. Não sentia desconforto, dor ou barulho no peito do pé. Comecei a pular, sem acreditar. Diante do meu espanto ele explicou que os problemas no pé esquerdo estão relacionados ao trabalho e aos projetos. Incrível aquilo!

– Há dois anos precisei de sua técnica curativa novamente. Havia sofrido um grave acidente de carro. Sofri múltiplas fraturas no quadril e precisei passar por cirurgia e colocação de parafusos. Ele me ajudou a ficar de pé, andar, correr, dirigir e voltar a mergulhar, a trabalhar em parceria com meu fisioterapeuta, mesmo sem conhecê-lo pessoalmente. Graças a isso, reduzi o tempo previsto de recuperação em três meses.

Tenho a oportunidade de reconhecer um amigo de profissão no Dr. Liu. Sempre aberto ao estudo, à troca de experiências e dedicado ao bem-estar do paciente. Honra o juramento de Hipócrates, mesmo tendo se formado na China. Os fundamentos humanistas são universais e estão presentes em sua prática médica. Sempre me encanto com as explicações dos eventos adversos sob a sua ótica, muito particular, quando comparada à lógica da medicina ocidental. Há compaixão, sabedoria e humildade neste profissional. Temos profunda gratidão pela sua participação em nossas vidas.

Dra. Carla Ramalho de Assis, 45 anos,
médica pediatra, de São Paulo (SP)

A Mão de Deus, na Minha Gestação

Conheci Dr. Peter no início de uma gravidez delicada. Eu tinha um mioma intrauterino que me assustava muito o medo de não conseguir levar a gestação adiante. Ele acompanhou os nove meses de gestação. Tive uma gravidez maravilhosa, super saudável. Quando a Júlia nasceu o mioma regrediu a 1 centímetro, pude amamentá-la e tudo transcorreu muito bem. Tenho certeza absoluta que ele, com todo conhecimento e dedicação, foi a mão de Deus na minha gestação. Cuidou da minha saúde para gerar minha filha com saúde. Sou extremamente grata a Deus por ter encontrado o Dr. Peter no nosso caminho. Ele me transmite amor, paz e generosidade. Dr. Peter é um exemplo de amor ao próximo. Poder se tratar com ele é uma bênção de Deus.

Maria das Graças Costa Gonçalves, 51 anos,
engenheira agrônoma, de Mogi Mirim (SP)

Após 15 anos de Distonia, a Fala Fluente Voltou

Tive o prazer de conhecer Dr. Peter Liu por intermédio de um grande amigo que acompanha seus vídeos no YouTube. Sofri um acidente e tive traumatismo craniano com sequelas no braço direito e distonia na prega vocal. Há 15 anos fazia aplicações de botox na prega vocal, mas em apenas uma sessão de acupuntura com Dr. Peter Liu é que senti uma melhora considerável. Além de começar a falar fluentemente, senti o meu tornozelo, que não tinha firmeza, apoiar-se melhor. Tudo isso em apenas uma sessão de acupuntura. Continuo o tratamento com eterna gratidão.

Ediel Braz Soares, 50 anos,
funcionário público estadual, de Mogi das Cruzes (SP)

Em uma Sessão, o Prazer de Correr e Saltar

Conheci Dr. Peter Liu através do meu marido que já fazia tratamento com ele. Há pelo menos 13 anos, eu sentia muita fraqueza nas pernas por causa de uma miopatia nas pernas. A causa nunca foi descoberta pelos médicos. Fiquei muito surpresa e emocionada quando o Dr. Peter Liu, com poucas agulhas, proporcionou-me o prazer de voltar a correr, saltar e andar com agilidade logo após a primeira sessão de acupuntura. Ainda sigo meu tratamento com Dr. Peter com muita dedicação e gratidão.

Rubia Helen Da Rós Soares, 44 anos,
Cidade Mogi das Cruzes (SP)

Bibliografia Consultada

1. Kelder P. A Fonte da Juventude. Trad.: Evelyn Kay Massaro. 3ª ed. São Paulo: Editora Nova Cultural Ltda; 2001.
2. Oliveira SF. Palestra Glândula Pineal no Cineclube. Disponível em: <https://youtu.be/i-m34rTKJEg>.
3. Parker MLG. A Senda do Yoga. 6ª ed. Ribeirão Preto: Nova Era Gráfica e Editora.

Peter Liu – Medicina Oriental

Rua Ferreira de Almeida, 92 – Jd. Guanabara – Campinas - SP
Contato: 19 3305-6000 | 19 98410-6241
contato@peterliu.com.br
www.peterliu.com.br
@drpeterliu